がん細胞の弱点を突く

ハイパーサーミア
温熱療法

及川寛太
OIKAWA KANTA

幻冬舎 MC

がん細胞の弱点を突く

ハイパーサーミア
温熱療法

はじめに

がんは怖い――。

医療技術の進歩が目覚ましい現代においても、人々が抱くがんへの印象は昔から変わらないままです。

がん治療には、医学的にも効果が認められている三大治療と呼ばれる手術療法・化学療法・放射線療法がありますが、必ずしもすべての人に効果を示す治療法であるとは限りません。がんの進行度によっては治療を行っても完治が難しい場合もありますし、高齢者など体力がない患者の場合は手術や副作用に耐えられず衰弱を早めてしまうため、そもそも治療したくてもできないということもあります。効果が認められている三大治療をもってしても、手の打ちようがなく治療に希望を失っているがん患者が一定数いるのです。

私は長年にわたり内科クリニックの院長を務め、がん患者の手助けをしたいと考えてさまざまな手段を模索してきました。三大治療以外に患者の助けとなる方法があれば、その弱点を補えるはずだと考えたのです。そのなかで、私が最も手ごたえを感じ、力を入れて取り組んできたのが、厚生労働省の認可を受けて保険診療となっている「ハイパーサーミア（温熱療法）」です。

これは、専用の機器を使って患部に電磁波を当て、身体の内部を温める治療です。局所的に熱を加えてがん細胞だけを死滅させ、腫瘍を小さくすることが期待できます。これだけでがんを根治するというよりは、活性化を抑制して転移を防いだり、ほかの治療と組み合わせることで身体への負担を抑えたりするといった目的で使うことで真価を発揮します。体力のない高齢者でも回数制限なく何度でも受けられますし、併用することで本来諦めざるを得なかった手術療法や化学療法が可能になるケースもあり得ます。

がん治療に行き詰まっていた多くの人たちの希望となるべく、岩手県にある私の医院ではこのハイパーサーミアを導入した治療に力を入れ、現在は月間のべ70件以上の患者の治療にあたっています。最近では県内外の大きな病院からの紹介でがん患者の来院が増えています。

本書は、がん治療の可能性を広げる保険診療ハイパーサーミアについて、仕組みや治療法、ほかの治療との併用が有効となる症例などを、医学に詳しくない一般の人にも分かりやすく伝わるようまとめたものです。がん治療に悩み、より良い治療方法を求めているがん患者や医師の皆さんに、新たな可能性を拓く選択肢として加えていただければ幸いです。

目次

第2章

"熱に弱い"という がん細胞の特性に着目した治療法

ハイパーサーミア（温熱療法）とは

第3章

三大治療との併用で発揮されるハイパーサーミアの力

ほかの治療の効果を高め、副作用による体の負担も和らげる

第4章

がんがある部位・進行段階に合わせて治療をカスタマイズ

症例から見るハイパーサーミアに期待できる効果

第1章

患者が正しく理解するべき三大治療のメリット・デメリット

手術療法、化学療法、放射線療法

◯ 進歩するがん治療、乗り越えるべき壁

日本では、２人に１人が生涯のうちでがんと診断されるといわれています。国立がん研究センターの２０２０年のデータによると、日本人が生涯でがんと診断される確率は、男性で62・１%、女性で48・９%に達しています。つまり、男性のおよそ３人に２人、女性のおよそ２人に１人が、一生涯のうちでがんにかかる計算になります。今やがんは特別なものではなく、誰もが発症する可能性がある病気なのです。

不治の病という印象が強いがんですが、ここ数十年で新しい治療法や技術が次々と開発され、生存率は飛躍的に高まっています。実際に、全国がんセンター協議会から発表されたがん全体の5年相対生存率（がんと診断された人が5年後も生存している割合）は68・9%です。部位別の生存率をみると、前立腺がんは１００%、乳がん（女性）で93・２%、甲状腺がんで93%と高く、この数値だけを見ると、がんは治る時代を迎えたともいっても過言ではありません。

しかし、肺がんや肝臓がん、胆嚢《たんのう》・胆管がんにおける全体の5年生存率はいまだ50%以

下であり、膵臓《すいぞう》がんにいたっては12・1%という厳しい数字になっています。治療の進化により、がんを克服する人が増えているとはいえ、日本人における死因の第1位は1981年以来、一貫して悪性新生物、すなわちがんが占めています。依然として治療の難しいがんも多く、がん治療の乗り越えるべき壁はまだ高いという現実があります。治療法の選択肢が増え、精度も上がったといえども、がんの種類や進行度、さらには患者の体質によって治療効果が大きく異なるからです。同じ種類のがんでも、ある治療法が効果を示す患者もいれば、まったく効果が見られない患者もいます。

この個人差の問題は、がんの三大治療といわれる「手術療法」「化学療法」「放射線療法」においても例外ではありません。

三大治療にも弱点はある

がんの三大治療は、多くの研究や治療実績に基づき、効果が科学的に証明された標準治療として位置づけられています。標準治療とは、現在の医学において最も信頼性が高く、広く採用されている保険適用の治療です。しかしすべての患者にとって最適なものではありません。

手術療法は、がんを直接取り除く最も基本的な治療法です。以前は開腹手術のように、身体の一部を大きく切開する手術が主流で、患者の体への負担も大きいものでした。現在ではより負担の少ない内視鏡手術が普及しています。内視鏡手術は小さな切開部から体内に内視鏡を入れて行うため、身体へのダメージが少ない手術法です。そのため術後の回復が早く、およそ1週間前後で退院することができます。しかし手術によるダメージは少なくても、病巣を取り除く際に臓器の一部も切除しなければならず、身体機能が低下して体が衰弱し、ほかの病気を発症して亡くなるリスクが生じます。

化学療法は、抗がん剤を用いてがん細胞の増殖を抑えます。しかし、正常な細胞にも影響を及ぼすため、吐き気、脱毛、食欲不振、免疫力低下などの副作用があり、治療の継続が難しくなることがあります。また、そもそもがんの種類によっては抗がん剤が効きにくい場合もあります。

放射線療法は、正常な細胞への影響を最小限に抑えながら、がん細胞のみに放射線を照射する治療法です。コンピュータ制御による高精度な照射技術により、臓器の機能を温存しつつ治療を行うことができます。しかし、それでも照射部位周辺の正常な組織への影響を完全に防ぐことは難しく、皮膚の炎症や疲労感などの副作用が起きることがあります。

また、がんの位置や大きさによっては適応が制限される場合もあります。

このように三大治療にもそれぞれ弱点があり、残念ながら単独に行うだけで完治できるとは限りません。

◎進化するがん治療

三大治療以外の治療法として、1960年代から実績のあるホルモン療法（内分泌療法）は、治療の歴史が長く副作用が比較的少ないことから、現在も有力な治療選択肢の一つとされています。この治療法は、ホルモンの働きを抑えることでがん細胞の増殖を防ぐ仕組みです。特にホルモンの働きが活発な部位である、乳がんや前立腺がんにおいて高い効果を示しています。例えば、乳がんの治療では女性ホルモンであるエストロゲンががんの成長を促すことがあるため、これを抑える薬が用いられます。

さらに、近年注目されている治療法に分子標的治療薬があります。従来の薬は、異常な細胞だけでなく正常な細胞も攻撃してしまうのに対し、分子標的薬は、がんの増殖に関わる特定の分子だけを選んで攻撃するものです。がん細胞だけを狙い撃ちすることで、正常な細胞への影響を最小限に抑えるように設計されています。そのため、脱毛や吐き気といった抗がん剤特有の副作用がほとんどないという特徴があります。

また、人体の免疫機能を活用した免疫療法も、新たな治療アプローチとして期待されています。特に「免疫チェックポイント阻害剤」は、がん細胞が免疫細胞の働きを抑える仕組みを解除し、再び免疫細胞ががんを攻撃できるようにするものです。

加えて、遺伝子治療も、がん治療の新しい可能性として注目されています。この治療法は、がん細胞の異常な遺伝子を正常化したり、がん細胞を攻撃する遺伝子を導入したりすることで治療効果を得ようとするものです。例えば、CAR-T細胞療法では、患者自身の免疫細胞（T細胞）に遺伝子操作を加えてがん細胞を効果的に攻撃できるように変え、体内に戻すという方法が用いられています。現在、白血病などの血液がんで既に実用化されており、今後は他のがんへの応用も期待されています。

最新の技術を活用した治療法としては、現在、最先端医療に分類されている重粒子線や陽子線による放射線治療があります。これらは従来の放射線治療に比べてより精密にがん細胞を攻撃できる一方で、設備投資に多額の費用がかかるため、保険適用外となっているケースも多く、患者の経済的な負担が課題となっています。

◎がん治療の課題となる身体への負担

このように、新しい治療法への期待が多くの患者に希望をもたらしている一方で、治療そのものが副作用や身体的な負担を伴うことががん治療に関しては大きな課題となっています。がん治療は、治療が長期にわたることが多く、患者の体力的・精神的な負担を大きくし、がんと闘う力を奪ってしまうのです。

こうした状況を踏まえ、近年では、患者の負担をできる限り軽減するための支持療法が積極的に進められています。支持療法とは、がん治療に伴うさまざまな副作用や後遺症、そして精神的な苦痛を和らげ、患者の生活の質（QOL：Quality of Life）を維持・向上させるための治療法です。

具体的には、抗がん剤治療による吐き気や嘔吐に対する制吐剤の使用、痛みのコントロールのための疼痛管理、免疫力低下による感染症予防、食欲不振に対する栄養サポートなどが含まれます。さらに、不安やうつといった精神的な問題に対するカウンセリングや、リハビリテーションによる体力維持なども、支持療法の一環として大きな役割を担っています。

治療を始めたばかりの頃は、患者の体力はある程度保たれているため、身体への負担が大きい治療でもある程度は耐えられます。しかし、治療が長引くにつれて免疫力は徐々に低下し、体力も落ちていきます。このような状況で治療を継続すると、がん細胞をたたく前に、患者の体力・気力が限界に達してしまう可能性が出てきてしまいます。つまり、がんを克服するために治療を行うにもかかわらず、心身が弱ってしまうためにかえってがんが増殖しやすい環境を作ってしまうというジレンマが生じてしまうのです。

がん治療を支える新たな選択肢

がん治療では、患者の負担をできるだけ減らしながら治療効果を高めることが重要です。近年、がん治療を補い、患者を総合的に支える「補完代替療法」が注目されています。補完代替療法とは、がんそのものだけでなく、患者が治療に向き合う力を支えることを目指す治療法で、患者への負担を減らしつつ治療効果を高める役割があります。

具体的には、「栄養療法」や「運動療法」などがあります。

適切な栄養管理は、身体の回復力や免疫機能をサポートすることで、治療効果を高めます。また、軽いウォーキングやヨガといった身体への負担が少ない運動は、倦怠感を和らげ、体力を回復させ、生活の質の向上にも役立ちます。これらを取り入れることで、治療を継続しやすい身体の状態を保つことができます。

さらに、がん治療では、がんそのものに焦点を当てるだけでなく、患者全体を支えることが大切だという考えが広がっています。これは、身体面だけでなく、心のケアや社会的サポートを含めた「全人的ケア」が患者の自然治癒力を高め、治療効果を高めると考えられているからです。例えば、「心理療法」や「マッサージ療法」といった補完療法も用いられています。心理療法は、患者の不安やストレスを軽減し、治療への前向きな気持ちを育てます。マッサージ療法は、一部の患者で、身体的な痛みや不快感を和らげる効果があるとされています。

補完療法のなかで、長い歴史があるにもかかわらず、まだ世の中に広く知られていない治療法の一つに「ハイパーサーミア（温熱療法）」があります。この治療法は、三大治療の弱点を補うことができ、保険適用にもなっています。

ハイパーサーミアは、患部を温めることでがんの縮小・消失を目指す治療法で、40年以上の実績を持つ方法です。日本ハイパーサーミア学会では、三大治療とハイパーサーミア治療を組み合わせることで効果を上げている事例が報告されています。1990年4月から健康保険の適用対象となっており、2カ月間に8回までの治療がカバーされます。補完療法として効果も期待でき、保険適用になっているものの、ハイパーサーミアのことを知っているのはほんの一握りです。よく分からない治療として敬遠する医師もいますし、高額な治療であるという誤解をしている医師も少なくありません。補完療法として有意義なものであるのにもかかわらず、医師にも知られていないことは非常に残念です。保険適用といっても、8回を超える治療は自由診療（自己負担）となることや、適用部位に関しては制限があり、脳や眼球など熱に敏感な部位は適用対象外になるなどの弱点はありますが、検討の余地のある治療法だと思います。

いまやがん治療においてはさまざまな選択肢がある時代です。がん克服への道のりは決して平坦ではありませんが、一人ひとりに合った治療法を見つけることで、がんとともに歩む力強い一歩を踏み出すことができるはずです。そのためには、患者自身が病気について学び、医師としっかりと話し合いながら、納得できる治療法を主体的に選択することが大切です。

第2章

〝熱に弱い〟という
がん細胞の特性に着目した治療法
ハイパーサーミア（温熱療法）とは

◎ がんの発生と進行、分類と生存率

がんの予防や早期発見に関する知識は広がりつつありますが、適切な治療法を選択するためには、まずはがんそのものについての正しい理解が必要です。特に、がんがどのように発生し、進行していくのか、基本的なメカニズムを知ることで、適切に治療選択の判断ができます。

がんは、生活習慣や環境要因によって正常な細胞の遺伝子に損傷が生じ、その結果、遺伝子が突然変異を起こして制御不能な増殖を始めることで発生します。私たちの身体はおよそ60兆個もの細胞からできており、細胞は常に遺伝子をコピーしながら分裂を繰り返しています。この過程でコピーミスが起こり遺伝子に変異が生じることがあります。実は、健康な人でも、変異した異常な細胞が1日5000個も発生しています。これらは、「がんのもと」ともいえますが、多くの場合、体内の修復機能や免疫細胞が働き、異常細胞が取り除かれています。また、「アポトーシス」と呼ばれる仕組みによって自然に死滅することもあります。このように、変異した遺伝子をもつ細胞が発生しても、通常は増殖が抑

えられているため、身体に悪影響をおよぼすことはほとんどありません。

ところが、突然変異によって修復も排除もできない異常な遺伝子を持った細胞が、まれに体内の免疫システムの監視をすり抜けることがあります。この異常遺伝子を持つ細胞が体内に残ると、時間の経過とともに徐々に分裂を始め、無秩序に増殖して腫瘍（かたまり）を形成します。

腫瘍には、良性腫瘍と悪性腫瘍の2種類があります。良性腫瘍はゆっくりと膨らむように増大し、生命への影響は少ないうえに自覚症状がないことも多く、ほかの部位に転移することもありません。手術で切除すれば再発の可能性もほとんどない腫瘍です。一方、悪性腫瘍（がん）は、がん細胞が無秩序に増殖して周囲の組織に広がり、血液やリンパを通じてほかの組織にも転移しやすいため、治療が必要となります。細胞が増殖して腫瘍が形成される点では良性腫瘍と共通していますが、命に関わるのが悪性腫瘍（がん）なのです。

また、高齢者にがん患者が多い理由として、がんの発生には長い年月がかかるためと考えられています。

がん細胞が増殖するときに、周囲の組織に「新生血管」と呼ばれる血管を急速に作らせ、これを正常な血管にまでつなげて、栄養やエネルギーを取り込みながら成長していきます。

やがてがん細胞は新生血管を通じて正常な血管やリンパ管へと広がって、血液やリンパ液に乗ってほかの組織へと運ばれていきます。移動先の組織には免疫細胞が存在するものの、がん細胞は自己の生存に有利な仕組みを備えており、免疫細胞の攻撃をかわして生き延びます。そして、移動先の組織内で再び増殖を開始するのです。この現象が「転移」と呼ばれるものです。

それぞれのがんには、がんの広がり具合を示す「ステージ」と呼ばれる段階があります。ステージは通常、ステージ0（0期）からステージ4（Ⅳ期）の5段階に分類されます。ス

図1 がんの発生と進行

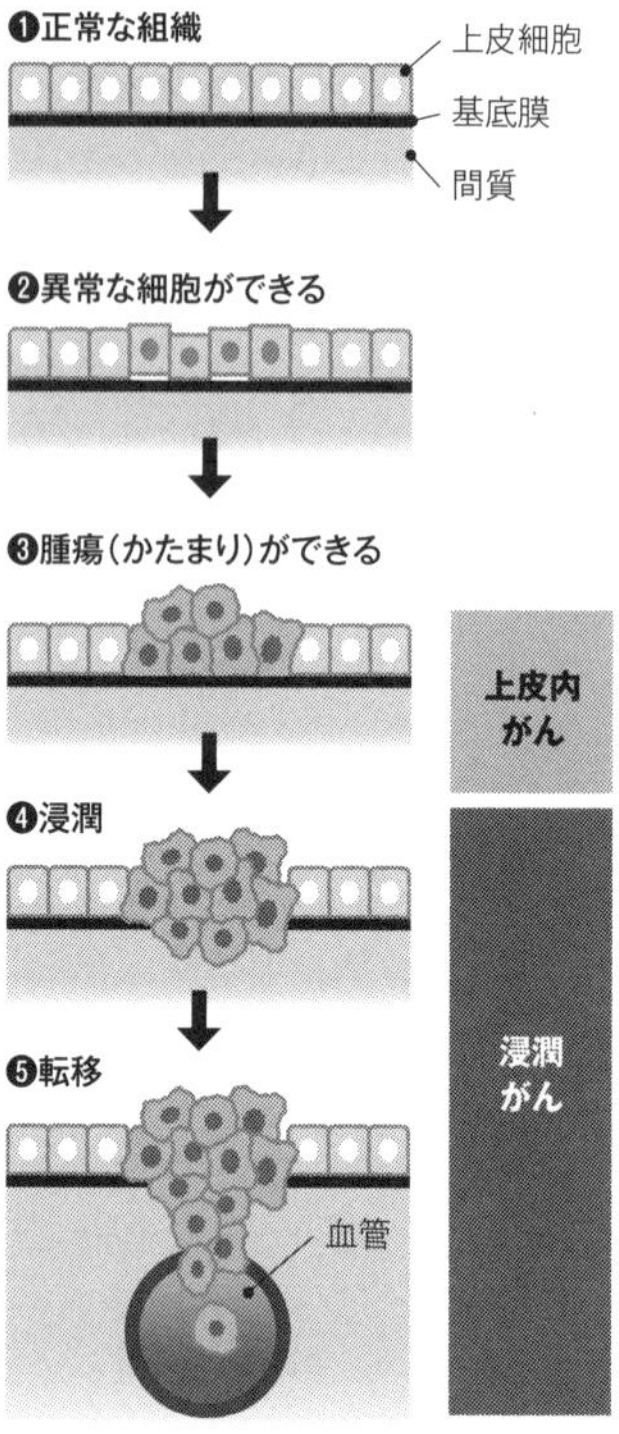

表1 ステージの分類

ステージ(期)	病態
ステージ0(0期)	がんが粘膜内にとどまる
ステージ1(Ⅰ期)	がんが粘膜の下にある固有筋層にとどまる
ステージ2(Ⅱ期)	がんが固定筋層の外まで浸潤している
ステージ3(Ⅲ期)	がんの一部がリンパ管の中に浸潤し、リンパ液の流れに乗ってリンパ節に転移している
ステージ4(Ⅳ期)	がんの一部が血管の中に浸潤し、血流に乗って肝臓や肺に転移したり、腹膜の中に入り込んでおなかの中にちらばる腹膜播種(ふくまくはしゅ)を起こしたりしている

参考:大腸癌研究会「患者さんのための大腸癌治療ガイドライン2022年版」を基に作成

テージの決定は、がんの深達度、リンパ節転移、遠隔転移の有無によって行われます。

治療計画を立てる際には、精密検査で正確なステージを判断し、それに応じた治療法を選択して治療を開始します。手術前に化学療法や放射線療法を行った場合、手術開始時にステージが変わる可能性もあります。

また、がんの種類によってステージの基準が若干異なることがあります。ここでは、男女ともに罹患者数が多い大腸がんを例に、各ステージに該当する所見を表で示します。

また、がんの種類にもよりますが、診断時のステージによって生存率は大きく異なります。生存率には5年生存率と10年生存率がありますが、一般的には5年生存率で患者に説明することが多いです。5年生存率とは、文字どおりがんと診断された患者のうち、5年後に生存している人の割合を示す指標です。多くのがんは、診断後5年を無事に生きられれば「治癒した」と考えられています。ただし、乳がんだけはさらに長い経過観察が必要で、診断から10～20年ほど生存できた場合に「治癒した」と見なされます。

5年生存率はがんの種類によってさまざまであり、早く見つかれば5年生存率が90～100％という非常に高い割合になるものもあれば、早く見つかっても50～60％程度にとどまるものもあります。

通常、がんは直径約1㎝に達するまで画像所見では確認できません。この大きさになる頃にはがん細胞の増殖開始からすでに5～20年の年月が経っており、細胞分裂を約30回繰り返すことで10億個にもなっています。それでもなお、この段階はステージⅠの早期がんなのです。

がんの大きさが直径1㎝を超えると、そこからがん細胞の増殖スピードが加速し、半年から2年程度で進行がんに移行します。細胞分裂が40回に到達する頃にはがんの大きさは直径10㎝ほどに成長し、ステージⅣの末期がんの状態になります。ここまで来ると、もはや打つ手がなくなってしまうのです。

ただし、現在は医療技術が進歩しているため、がんの部位にもよりますが見つかるタイミングが早ければ早いほど、寛解もしくは根治できる可能性が高まっています。そのため定期的にがん検診や人間ドックを受けて、できるだけ早期がんのうちに発見して治療を開始することが何よりも重要です。

◎熱でがん細胞をたたくハイパーサーミア

ハイパーサーミアとは「がん温熱療法」と呼ばれる治療法の一つで、人間の細胞が42・5℃以上になると急速に死滅してしまうという性質を利用したものです。狭い意味ではおよそ40〜45℃で温める治療のことを指しますが、広い意味ではラジオ波やマイクロ波を使った70℃以上の高い温度を使った治療も含みます。

ハイパーサーミアの治療には、大きな輪とベッドがついた大型の機器を使います。私はこの治療装置を学生時代に初めて見たのですが「大きくてCTのような機械だな」と感じたことを今でも覚えています。この輪の部分に病巣のある部位が来るように、ベッドにうつ伏せまたは仰向けになり、電極で患部を挟んで上と下から加温します。そうして、がんのある部位とその周辺を42・5℃以上に温めて、がん細胞にダメージを与えることを目指すのです。眼球と脳、血液以外であればどこでも加温することができるので適応が広く、早期・末期などのがんのステージに関係なく利用できるうえに、再発したがんや転移したがんにも適応が可能です。手術や放射線の治療前後にも施行でき、放射線や抗がん剤に抵抗性のある（放射線や抗がん剤が効きにくい）がんにも効果を発揮します。副作用や後遺症も少なく、特に回数制限もないので長期にわたって治療を継続することも可能です。

「がんのある部位とその周辺を、細胞が死滅する42・5℃以上に温める治療」と聞くと、「体内をそんな温度になるまで加温したら、がん細胞だけでなく正常な組織まで死滅させてしまうのではないか」と心配する方もいるかもしれません。しかし、正常な組織には熱を加えても影響はほとんどないので過度な心配は不要です。それには、がんの組織と正常な組織の性質の違いが関係しています。

正常な組織は、熱を加えられたときには血管が柔軟に拡張して血流を増やすことによって熱を運び去ってくれるので、体温が42・5℃以上に上がることはありません。暑い中で運動や作業をしたり、熱いお風呂やサウナに入ったりしても、平熱より少し高いくらいの体温までしか上がらないことや、病気で熱を出しても、体温はせいぜい40℃程度までしか上がらないのと同じです。身体は熱を加えられたときには血管を拡張して熱を運び、逆に冷気にさらされたときには血管を収縮して体温を逃がしにくくします。人間は恒温動物であり、常に体温を一定に保とうとすることから、血管がこのように拡張したり収縮したりすることによって体温を調節しています。いわば血管が車のラジエーターのような役割を果たしてくれているわけです。

がんの組織にも血管はあります。がん細胞は周りの組織に突貫工事で「新生血管」と呼ばれる血管を作らせ、それを正常な血管まで伸ばし、そこから栄養やエネルギーを盗み取りながら増殖していく性質があります。しかし、新生血管はしょせん突貫工事で作られた血管なので、正常な組織ほどの血流量もなく、柔軟に拡張したり収縮したりする能力もありません。そんな新生血管のあるがんの部位に熱を加えると、新生血管は拡張できないので血流も増えず、熱を逃がすことができないのです。すると、がんの組織だけ温度が上昇して壊れた車のようにオーバーヒートしてしまい、42・5℃以上になるとがん細胞が壊死してしまいます。

がん細胞は遺伝的に不安定で異常な細胞分裂で増えていく性質がありますが、正常な細胞分裂に必要な「中心体」という物質が不安定になっているために熱に弱く、加温されると異常分裂を起こしやすくなってがん細胞自体が死んでしまうという性質もあります。そ

図2 ハイパーサーミアの原理

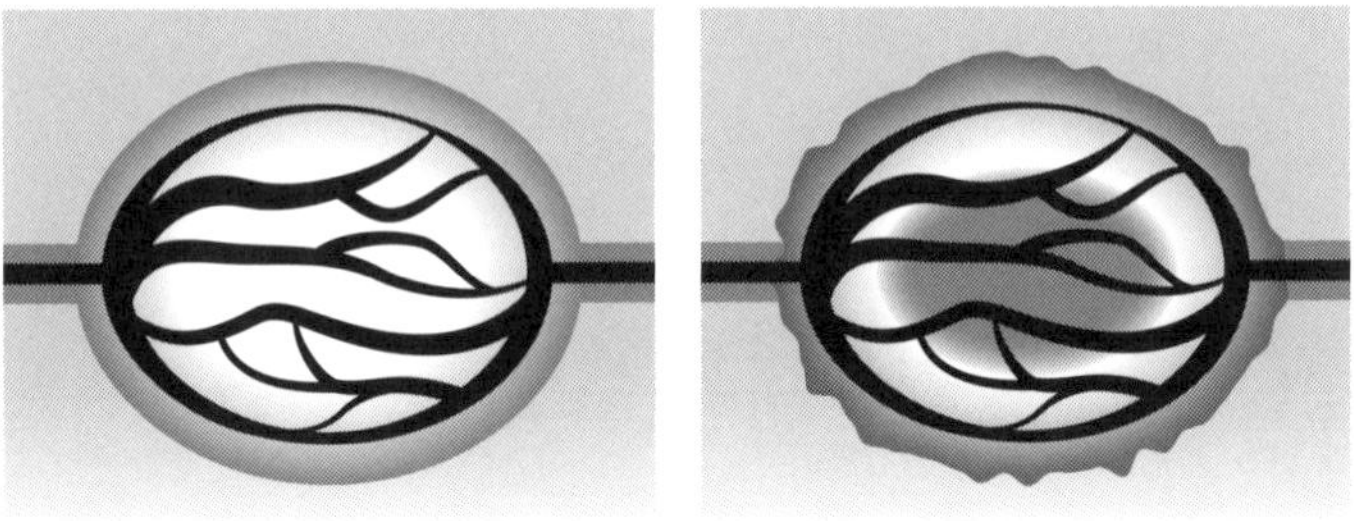

正常な組織は、血流の増加によって熱を逃がすので、温度が上昇しにくい。

がん組織は血流が増えないため、熱を逃がすことができず、その結果、血流が減少して温度が上昇し、栄養が行き渡らず死滅に向かう。

のため、ハイパーサーミアは周りの正常組織にほとんど影響を与えることなく、がんの組織だけを選択的に温めることによって、がん細胞だけを死滅させることができるのです。

ハイパーサーミアは患部だけを温める局所療法ではありますが、その周りの組織も39~41℃に温めます。40℃前後の比較的低い温度で温めることを「マイルド・ハイパーサーミア」といいますが、マイルド・ハイパーサーミアの免疫活性化の効果についても現在研究が進んでいます。

体温が上がると細菌やウイルスと闘う好中球(白血球の一種)やNK細胞、T細胞と呼ばれる免疫細胞が増えます。ハイパーサーミアでがんの周りの組織の温度を上げることによって免疫細胞が活性化し、免疫力を高めることが期待できます。これらの免疫細胞は病気と闘ってくれる兵隊のような存在で、その兵隊たちががんを退治しようとするのです。また、温熱を当てることによってHLAという物質ががんの表面にたくさん出ます。それが免疫細胞にとって格好の目印となるので、免疫細胞ががん細胞への攻撃がしやすくなることも、がん細胞を死滅させる手助けとなります。さらに、40℃前後の低い温度でも腫瘍の血流を増やして酸素を多く運び入れることができるため、化学療法や放射線療法の効果を高めることも分かっています。

身体の深部まで加温するためにラジオ波を使用

身体を加温する方法には、身体の外から温める外部加温、身体の内部から温める内部加温、全身を温める全身加温の3つのパターンがあります。ハイパーサーミアはこのうちの外部加温を用いた治療方法になります。ただし、サウナや温水(温泉)、赤外線といった、「温熱」というキーワードとともによく見聞きするような外部加温では、体内深部にある臓器にまで熱を届かせることができません。そのため、がんの治療として温熱療法を行う

図3 高周波による領域加温の特性

42℃以上
・がん組織の直接的な壊死効果

39~41℃
・宿主免疫活性化効果（樹状細胞、NK 細胞、インターフェロンγ）
・薬剤の取り込み増大、エンドルフィン活性

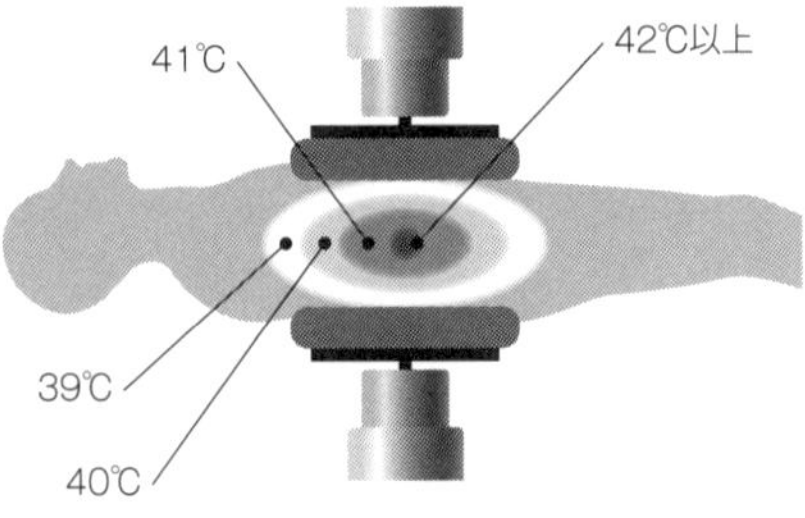

のであれば、超音波や電磁波などで内部加温をする方法が望ましいといわれています。整形外科などでよく見かける超音波は局所に当てるのには良いのですが、体内に入ると熱が減衰してしまい、深部まで加温することが難しいので、電磁波のほうが適しています。

電磁波の中でも、ハイパーサーミアの治療機器では8MHz（メガヘルツ）の高周波が用いられています。これは、AMラジオやFMラジオで用いる周波数と同様の周波数であり、「ラジオ波」とも呼ばれるものです。ラジオ波は高周波なので、波長の短いマイクロ波よりも波長が長く、体内深部まで届きやすいという性質があります。この高周波の電流が人間の体内を流れると、体内にある水分子に1秒間に800万回の回転を起こさせ、その摩擦運動によって体内から熱が発生するのです。これは電子レンジで食べ物を温めるのと同じ原理です。「電子レンジと同じ原理」

というと、「人体を電子レンジで温めるのか?」と思われそうですが、同じ電磁波でもハイパーサーミアで使用する電磁波は電子レンジとは異なりますので安心してください。

この8MHzの高周波を使って熱を発することができるのは、深さ10㎝までといわれています。がんの部位によっては身体の深いところにあるものもあれば浅いところにあるものもありますが、患者の身体に当てる電極の大きさを変えることによって、熱を発する深さを調節しています。

ただし、ハイパーサーミアの1回の治療で温熱を当てられるのは1カ所だけです。そのため、身体の複数の部位にがんが転移している場合は、腫瘍の大きいほうから先に当てて、それが小さくなってきたら次に腫瘍の小さいほうに当てる、という方法をとります。

ちなみに、タンクのようなところに患者を入れて全身を加温するタイプのものも発売はされています。全身を加温するタイプは全身に転移したがんや血液のがんには良さそうな気はしますが、患者が全身42・5℃以上に加温されることに耐えられないため、全身麻酔で行わなければなりません。治療するほうもされるほうも大変なうえに、保険が適用されず費用も高額になるため、あまり普及していません。

京都大学名誉教授の菅原　努氏が書いた『がん　負けてたまるかこの病院この治療』によれば、がんに温熱を当てるという治療法自体は、古くは古代インドの『ラーマーヤナ』やギリシャの『ヒポクラテス全集』などに書かれていました。そんなに古い時代から温熱療法ががんの治療に利用されていたことに驚きますが、そこからハイパーサーミアの治療装置の原型ができ、現代の治療装置に至るまでには相当長い歴史がありました。

ハイパーサーミアの歴史

ハイパーサーミア治療の歴史は意外と古く、その起源は19世紀半ばにまでさかのぼります。1866年、W・ブッシュというドイツ人の医師が、丹毒という皮膚に起こる細菌感染症による2度の高熱で顔にあった肉腫が消失した経験をしたことから、正常体温（平熱）を超える温度ががんを選択的に死滅させるのに寄与するのではないかと提案しました。その後、ニューヨークで外科医をしていたW・B・コーリーも、勤務先の病院のがん患者が丹毒やマラリア、梅毒、天然痘などの感染症に感染して発熱したあとに治癒したことから、細菌毒素を使った注射で人工的に発熱させ、がんの縮小を試みていました。しかしその後、化学療法や放射線療法の発展に伴い、温熱療法が日の目を見ることはしばらくなくなりました。

1970年代になり、「近代科学の目でコーリーの考え方を見直そう」という動きが起こって再び温熱療法の研究が欧米で行われるようになり、日本でも研究が始まりました。人為的に発熱させてがんを退治するための治療機器の研究の始まりは、1975年頃にアメリカで行われた周波数が2450MHzのマイクロ波を用いた加温法の研究です。しかし、マイクロ波は波長が短いため、この治療機器は身体の表面に近いところにある腫瘍の加温にとどまるのみで、身体の深部まで加温することができないことが課題でした。

日本で温熱療法が注目されるようになったのは、1975年に放射線のがん細胞に対する攻撃効果を高める方法を探すために、当時の文部省で特別研究班が発足したことがきっかけです。早くからがんの温熱療法に注目し、加温装置の開発と臨床応用の推進に努めてきた菅原氏は、この研究班の中心メンバーの一人でした。当時はまだマイクロ波を使った加温装置しかなかったものの、臨床試験を行うとかなりの効果を発揮することが早い段階で分かったそうです。研究班の一人だった京都大学医学部放射線科教授の阿部光幸氏らが、治療困難と思われるほど大きくなった乳がん患者に対し、放射線療法と温熱療法を併用して治療したところ、腫瘍が消滅したのです。このことに勇気づけられた菅原氏は、研究を前進させるためにさまざまな診療科の医師を集めて学会を立ち上げたり、がん治療専用の加温装置を開発するために電機メーカーに協力を求めたりと奔走します。

さまざまな電機メーカーに装置開発への協力を打診するも、温熱療法の確たるエビデンスがなかったこともあり、軒並み断られていたところ、1社だけ協力を申し出たメーカーがありました。それが、現在私もお世話になっている、山本ビニターだったのです。山本ビニターという会社は、木材や金属、ビニールの加温装置を製造している会社です。菅原氏に会いに来た山本専務（当時）が、「木材でもビニールでも金属でも、いろいろ温めた経験がありますが、人間だけは温めたことがありません。しかし、私どもの温める技術を応用すれば、人間だって温められるはずです」（『山本ビニター40周年記念誌』219ページより引用）と主張したことから、菅原氏と山本ビニター、そして臨床側の関係者として阿部教授が加わり、この三者で共同研究が進められることとなりました。欧米での基礎研究を踏まえ、マウスの腫瘍の加温実験や動物実験機による加温実験をしながら、周波数や加温方式などの検討を経て改良が繰り返し行われ、現在の主流となっているラジオ波（RF波）を用いた加温装置が作られたのです。こうして1983年に出来上がった試作機が、現在のハイパーサーミア治療装置の原型となる「サーモトロンＲＦ８」でした。

このサーモトロンＲＦ８は、放射線治療の効果を高めることを目的とした医療機器として承認を得るために作られた臨床試験用の試作機です。京都大学をはじめ７つの病院で臨床試験を行ったところ、放射線治療と温熱療法を併用した臨床試験の治療成績は次のようになりました。

腫瘍が消失したもの：52・４％
縮小率が80％以上だったもの：19・０％
縮小率が50～80％だったもの：20・６％
縮小率が50％未満だったもの：８・０％

つまり、腫瘍が半分以上縮小したものが90％以上になるという好成績をおさめたのです。

こうしてこの装置の有効性が示され、１９８４年12月に厚生省（当時）から医療器具としての認可を受けて、その翌年の１９８５年２月に医療機器として正式に発売されました。

１９８４年10月１日には厚生省によって「高度先進医療」という制度が始まり、新しく高度な医療技術が保険外診療として認められるようになりました。ハイパーサーミアについても、日本ハイパーサーミア学会と山本ビニターが協調してロビー活動を精力的に行った結果、「電磁波温熱療法」という形で高度先進医療に取り入れられました。その後、山本ビニターの販売努力もあり、1990年には実施医療機関が29にもなって高度先進医療の中で最大の普及率を達成。その結果、1990年4月1日に放射線療法との併用を前提に保険適用が認められるようになったのです。

その後、放射線が効きにくい症例に対し、化学療法と温熱療法の併用が試みられるようになり、臨床試験でも有望な結果が示され、化学療法との併用治療は保険適用が認められました。さらに、研究の進展によって単独使用についても保険適用が認められ、ハイパーサーミア治療全体が保険対象となったのです。それ以降、体内にできるがんに対する有効な抗がん剤の研究が進むとともに、手術療法の際に術前・術後に化学療法と温熱療法を併用することの有効性についても研究が進められました。

保険適用になって30年以上になりますが、まだ認知度が高いとはいえないため、山本ビニターでも日本ハイパーサーミア学会や全国各地区のハイパーサーミア研究会でブース出展し、認知拡大のサポートを行っています。ハイパーサーミアが初めて導入される地域では市民公開講座を企画し、地域住民にハイパーサーミアの治療とはどういう治療か、どこで受けられるか、ハイパーサーミア治療にはどんな優れた点があるのか等について説明する活動を行っています。そうした認知拡大の努力のかいあって、山本ビニター社によれば、最近ではハイパーサーミア治療装置を導入する施設が年に5～10カ所ずつ増えているそうです。

◎ハイパーサーミアの治療装置

現在、日本でハイパーサーミアの治療機器を製造しているのは、山本ビニターと庄内クリエート工業の2社のみです。私のクリニックでは山本ビニターの「サーモトロンRF8」を使用しています。

サーモトロンRF8は、1984年に第1世代となる治療装置が発売されたのち、1994年・2009年・2014年に改良版が発売され、2019年には最新のGR editionが発売されました。この最新バージョンのGR editionには操作性や治療精度向上に寄与する「ソリッドステート高周波発振器」という機器が搭載され、全体の大きさもサイズダウンしました。

GR edition のパンフレットには、3つの特徴があげられています。まず、電極の設定条件を数値化できることです。電極の伸長距離や上下の電極間の距離について前回のデータを記憶できるので、装置を操作する人の記憶や経験に頼ることなくセッティングができます。2つ目は、2種類のカメラで患者の見守りができることです。赤外線監視カメラと患者監視カメラの2種類のカメラが搭載されているので、常に治療中の患者の様子を体表面の温度変化とともにモニターでチェックできるようになっています。3つ目は、循環水の温度や流量をフレキシブルに変えられることです。ハイパーサーミア治療には、電極と患者の身体の間にオーバーレイボーラス（※）という水の入った緩衝材を挟むのですが、その中を流れる循環水の温度や流量を患者に合わせてきめ細かく変更できます。循環水の設定温度への到達時間も2分の1になりました。

電極の大きさは直径70㎜・100㎜・140㎜・210㎜・250㎜・300㎜の6種類あるので、がんのある場所や大きさによって電極の大きさを選んで使用します。浅いところにあるがんの場合は小さな電極を、深いところにあるがんの場合は大きな電極を使ってがんを選択的に加温することができます。加温する方向も変えることができるので、必要に応じてがんの部位の上下から加温したり、左右から加温したりすることが可能です。

▼オーバーレイボーラスとは……

電極パッドのみでは円の縁に触れる部分に痛みが出やすいため、痛みを緩和するために電極パッドと身体の間に挟むパッドのようなものである。中には5〜35℃の循環水が満たされており、体表面を冷やすことで体内深部の温度を上げやすくする役割がある。水の温度は患者の状態によって変更する。

◎ハイパーサーミアのメリット

ハイパーサーミアはがんのある部位とその周辺組織を温めるだけの治療なので、メスで切ったり薬を使ったりする治療ではありません。放射線を当てる治療でもありません。その分、体力的にも精神的にも負担が少なく受けられます。そのほかにも、今までほとんど知られていないことが不思議なくらい、ハイパーサーミアには良い面が多くあります。

▼他の治療法との併用で相乗効果を生む

ハイパーサーミアの最大のメリットは、手術療法や化学療法、放射線療法という三大療法との併用で相乗効果を生むことです。もともとは放射線治療の効果を高めることから始まった治療のため、放射線療法との併用はもちろん、化学療法との併用でも優れた治療成績を上げています。また、手術前後にハイパーサーミア治療を行うのも良いとされていま
す。

▼適応が広い

ハイパーサーミアは脳と眼球、血液のがん以外の全ての固形がんに対応しています。頭部については脳の部分に温熱を当てようとしても頭蓋骨に阻まれて温度が上げづらく、そもそも脳を高熱にさらすのは生理的によくないとされているため温熱を当てられませんが、頸部には小さな電極を当てることで治療ができます。また、がんのステージも関係なく、早期がんでも末期がんでも受けることができますし、手術療法や化学療法に耐えうるような体力のない方でも適応可能です。

▼がん細胞の活性化を抑制し、転移や再発を防止する

手術で完全に取り切れば、もしくは化学療法や放射線療法でがんが消失すれば、「治った」という状態になります。しかし、がんの種類によっては再発しやすいがん、もしくは肝臓や骨などに転移しやすいがんもあります。そうしたことを防止するために、温熱を定期的に当てることによって目に見えない微細ながんも消失させるとともに、がん細胞が再び体内で悪さをしないようにします。

▼身体への負担が少ない

ハイパーサーミア治療には後遺症や抗がん剤のような強い副作用が少ないため、他の治療と比べると身体への負担が少ないことも特徴の一つです。手術療法や化学療法は受けられるだけの体力のある方にしか適応できませんが、40分間温熱を当てることに耐えられる方であれば、末期がん患者や高齢の方など、体力のない方でも受けることが可能です。また、治療中はうつ伏せか仰向けになっていなければならないという制約はあるものの、それ以外は自由に過ごせます。そのため、音楽を聴いたり、治療装置についているテレビを

見たり、周りにいる医師や看護師、家族と会話をしたりしながら治療を受けることも可能です。実際に、私のクリニックの患者には看護師との会話を楽しみに通院している人もいます。

▼何度でも受けられる

ハイパーサーミアは先ほども少し説明したように強い副作用がなく身体への負担が少ないため、何度でも受けることができます。治療回数の制限は特にありません。ただし、保険適用になる回数や期間は地域により異なりますので、すべての回において保険で治療が受けられるとは限らないことに注意が必要です。また、何度でも受けられるといっても連日温熱を当てるとかえってデメリットが生じてくることがあります。

▼すっきりする・気分が良くなる

身体を温めると、幸せホルモンのエンドルフィンやセロトニン、交感神経を高めるノルアドレナリンが体内に増えます。また、40分間温熱を当てるとたくさん汗をかき、すっきりした気分になれます。そういう相乗効果から、痛みが緩和されたり、気分がよくなったりします。実際に、ハイパーサーミア治療を受けた患者からは「すっきりした」という声が聞かれることも多いです。このあたりのことは、サウナや温泉が好きな方ならよく分かる方も多いかもしれません。

▼加温により免疫が活性化する

温熱を40分間当てるということはお風呂で長湯したときと同じなので、治療終了直後は一時的に疲労感を覚えることもあります。しかし、身体を温めることで免疫細胞が活性化されるので、数日経てば気分が良くなってきます。体形によっては腫瘍のある部位を42・5℃まで加温できないケースもありますが、それでも40℃前後には上げることができます。40℃前後まで加温できれば、腫瘍の縮小には至らないまでも、がん細胞の増殖を抑える効果は期待できます。

▼食欲が増進する

また、気分がよくなるのと同時に食欲が増進することも知られています。化学療法や放射線療法の副作用の影響で食欲が落ちていても、副作用の症状が軽くなって食事がおいしく感じられるようになり、再び食べられるようになる方も多くいます。ハイパーサーミア治療後に食欲が増すのは、代謝が良くなることも関係しているかもしれません。

▼ＱＯＬを維持できる

ハイパーサーミア治療は本人が受けようと思えば最期まで受けることができ、治療により気分が良くなったり食欲が戻ったりすることがあります。食べられるようになれば体力も戻り、普段どおりの生活を送れる可能性が高くなるので、その分ＱＯＬの維持も期待できます。

▼最期まで闘える

がんが進行してステージⅣの末期になり、三大療法に耐えうる体力がなくなってきたり、使える抗がん剤の選択肢もなくなってきたりすると、たいていの場合「もう治療法がない」「手の施しようがない」と主治医に告げられ、緩和ケアに移行するしかなくなります。しかし、ハイパーサーミアは三大療法と比較すると身体への負担も経済的な負担も少なく、40分間温熱を当てることに耐えられる体力さえあれば末期がんでも治療が可能です。そのため、「最期までがんと闘いたい」という意思のある方は、通院する体力がある限り、がんと闘うための治療を受け続けられます。

▼保険適用である

治療に保険が適用できることも、ハイパーサーミアの大きなメリットです。温熱療法は他にも、サウナ療法や温泉療法、赤外線療法などさまざまな治療法がありますが、数ある温熱療法の中でももっとも優位性が高いといえるのが、保険適用で治療が受けられることだと思います。地域によって多少保険適用のルールは異なりますので、ハイパーサーミア治療を受けたい場合は治療を希望する医療機関にお問い合わせいただくことをおすすめします。

◎ハイパーサーミアのデメリット

ハイパーサーミアは、先ほども説明したように患者への身体の負担が少なく、後遺症や副作用もほとんどないため、良いことずくめの治療であるように見えます。しかし、どんなに優れた治療法でも、デメリットは必ずあるため、メリット・デメリットの両面を知って比較検討することが大切です。私のクリニックでも、ハイパーサーミア治療を初めて受ける方にはデメリットもきちんとお伝えしたうえで治療を行っています。

❶患者によって温度の上昇には限界がある

現在のハイパーサーミアの治療装置では理論上は身体の深部まで42・5℃に加温することができるとされていて、身体の深部までその温度を届かせるためには現在の装置が最も優秀であるといえます。がんと闘うためには42・5℃以上に加温できることが大前提となるのですが、すべての人に対して同じように42・5℃にまで加温できるわけではありません。患者の体形や体質、熱や痛みの感受性（熱や痛みの感じやすさ）によって、熱量（ワット数）を調整しなければならないこともあるためです。熱や痛みの感受性の強い方には十分なワット数まで上げることができないため、42・5℃まで加温できず40℃前後にとどまってしまうことも少なくありません。40℃前後まで温度を上げることができれば免疫細胞の活性化はある程度期待できますが、がん細胞をたたくまでには至らないのです。また、現在の装置では放射線のようにピンポイントで温熱を当てることもできないので、がんの部位に十分な熱を届けられないこともあります。そのため、三大治療と肩を並べるほどのレベルにはまだなっていないのが現状です。

▼❷多少の痛みを伴うことがある

ハイパーサーミア治療では患者の身体の上と下から電極を当てて、そこから高周波を発することによって身体の深部に熱を発生させるのですが、電極と身体が接する部分にヒリヒリした痛みが出ることがあります。最近はオーバーレイボーラスを使うので、痛みを感じることは以前より減ってきていますが、それでも肥満傾向のある方は特に痛みが出やすくなります。

というのは、温熱を当てると臓器の温度が上がるよりも先に皮下脂肪層の温度のほうが上昇してしまう傾向があるからです。そのため、がんの部位の温度が42・5℃に達する前に身体の表面に痛みが出てしまうのです。私の肌感覚では、今私のクリニックに通っている患者の肥満体形の方で、がんの部位が42・5℃に上げられているのは1~2人だけです。ほとんどの方はそこまで上げられていません。ただ、40℃前後くらいには温められているので、がんの周りの組織にある免疫細胞の活性化には寄与していると思います。

▼❸のぼせ、めまい、やけどなどの症状を起こすことがある

ハイパーサーミア治療では、40分間身体に熱を加えることになります。すると、治療が終わったあとにお風呂で長湯したときのようにのぼせや、めまい、脱水といった症状を起こす患者もいます。また、過去には脳の血流が低下してめまいや冷や汗、目の前が暗くなったりする迷走神経反射のような症状を起こした患者もいました。高齢者や体力の落ちている方は、治療後2~3日はだるさが残る場合もあります。私は経験がありませんが、がん患者は脳梗塞を起こす「トルソー症候群」という状態になりやすいといわれています。まれに皮下脂肪にしこりができて痛みを生じることもありますが、1~2週間ほどで周囲の組織となじんでしまい、痛みもなくなるので心配はいりません。痛みが気になる方は医師に相談しましょう。

ハイパーサーミア治療装置を導入した頃には、直径1㎝くらいの小さなやけどをした患者もいます。これは、熱くて痛いのにがまんをしていたことが原因です。人間というものは「痛みや熱さを感じるほうが病気に効くのではないか」と思ってしまうものなので、やけどをした患者もやせがまんをしてしまっていたのです。現在では痛みがないかどうか患

者に声をかけながら治療を行っているので、治療中にやけどをする患者はほぼいなくなりました。

❹治療を受けられる施設数が少なく、予約が取りづらい

治療自体のことではありませんが、全国的にハイパーサーミア治療を受けられる医療機関が少なく、予約が取りづらいのも患者にとってデメリットといえるでしょう。予約が取りづらいのは、治療の時間や着替えの時間などを含めると、1人の患者に1時間以上予約枠を取る必要があり、1日に対応できる患者数が限られてしまうのもあります。ハイパーサーミアを導入している医療機関もまだ少ないので、余計に予約が取りづらくなってしまっているのが実情です。

たとえば、青森・秋田・岩手の北東北でいうと、ハイパーサーミアの機器を持っているのは私のクリニックと弘前大学医学部附属病院だけです。東北地方全体でいっても、その2つに加えて仙台オープン病院と仙台にあるクリニックのほか山形と福島の2~3カ所しかありません。そのうえ、医療機関によっては週に数件しか予約を受け付けておらず、予約が3カ月待ちになってしまうケースもあるので、ハイパーサーミア治療が狭き門になっ

てしまうのです。3カ月待ちにもなってしまうと、末期がんの患者であれば下手をすればその間に亡くなってしまう可能性があるので、予約の取りづらさはそのまま寿命を縮めることに直結します。私のクリニックでは希望する患者は今のところすべて受け入れているので、遠方から新幹線で通院したり、車で何時間もかけて通院したりする患者もいます。

❺ 主治医の理解が得られないことがある

がんの治療に関わっている医師の中でも、ハイパーサーミアのことを知っている医師はまだ少なく、私の肌感覚では1~2割程度にとどまっている印象です。そのため、患者のほうがハイパーサーミア治療を希望しても、治療の認知度の低さから「そんな治療はダメだ」と頭ごなしに反対する医師もいると聞き及んでいます。盛岡でも、私のクリニックがハイパーサーミアを導入した2017年当時は、やはりがんの治療に関わる医師の理解が得られなくて大変でした。今は少なくとも盛岡市内の基幹病院の先生方には理解が浸透してきているので、盛岡周辺でハイパーサーミア治療を希望する患者が主治医の理解を得られず治療を受けられない、ということはなくなりました。

◎ハイパーサーミアによる温熱療法を受けるときの注意点

ハイパーサーミア治療をしたくても治療ができない患者もいます。それは次のいずれかにあてはまる人です。

・ペースメーカーや加温部位にステントなどの金属や豊胸手術のシリコンが入っている方
・全身状態が悪い方
・心臓、腎臓の機能が弱い方
・脳や眼球、血液のがん等、適応外の病気の方
・意思の疎通が困難な方
・妊娠中の方
・栄養状態が極端に悪い方

また、さまざまな検査をした結果がんであると診断を受け、ハイパーサーミア治療を希望する場合、どのタイミングでハイパーサーミア治療のできる医療機関を受診すればよいのか判断がつかない人も多くいます。

受診のタイミングはがんのステージにもよりますが、早期がんであればハイパーサーミア治療ではなく三大治療を中心に考えるべきであるというのが私の意見です。ステージⅢなど、化学療法も視野に入ってくるようなステージの患者はハイパーサーミアを選択肢に入れてほしいです。ステージⅡでも、肝臓がんや胆嚢がん、膵臓がんなどの予後の良くないがんの場合は、ハイパーサーミア治療の併用も視野に入れたほうがよいと思います。

ハイパーサーミアは副作用が少なく（費用のことを考慮に入れなければ）何度でも受けることのできる治療ではあります。しかし、だからといって毎日受けることはできません。人間の身体は熱を当て続けると、ヒートショックプロテイン（熱ショックタンパク質）という熱耐性のタンパク質ができるためです。このヒートショックプロテインは3日間持続して細胞を熱から守ろうとするので、ハイパーサーミア治療の効果が減少してしまうのです。ヒートショックプロテインの減少を待つために治療と治療の間を3日空けなければならないので、どんなに多くても温熱を当てることができるのは週2回までとされています。

そのほか、治療開始3時間前までに食事は済ませるようにします。ただし、40分間身体を加温することで脱水のおそれがあるので、水分は治療中・治療前後にかかわらず、しっかり取るようにしましょう。

ハイパーサーミア治療の流れ

ハイパーサーミア治療は、患者の身体の状態・体力にもよりますが、私のクリニックの場合はだいたい1週間に1回のペースで受けるのがスタンダードです。温熱を当てる時間は1回につき約40分間です。治療中はずっと患者と医療者が会話できる状態なので、患者の状態に変化がないかどうか見守りながら治療を行います。

▼❶主治医に紹介状（診断情報提供書）とCT画像データをもらう

どの医療機関でハイパーサーミア治療を受ける場合にも、主治医の意向を無視することはできません。そのため、主治医にハイパーサーミア治療を希望することを伝え、主治医に紹介状を書いてもらうことが必要です。また、CT画像データも主治医にお願いして提供してもらうようにします。主治医から紹介状とCT画像データを受け取ったあと、ハイパーサーミア治療を受ける医療機関を受診して提出します。これは、自分で医療機関を探した場合も、基幹病院や大学病院から紹介されたときも同じです。

▼❷診察を受ける

ハイパーサーミア治療を受ける医療機関で、医師に全身状態を把握してもらうために、まずは医師の診察と血液検査などの検査をひととおり受けます。私のクリニックの場合は肥満傾向のある方は加温をしても42・5℃まで上げられない可能性があることから、体組成計で体脂肪率や脂肪量を測ります。その後、インフォームドコンセントのためにハイパーサーミア治療やそのメリット・デメリット、副作用に関する説明を受けます。治療について疑問や不安、心配な点があれば、このときに医師に申し出るようにしましょう。その後、同意書にサインします。

▼❸治療の準備

更衣室で治療を受けるための服に着替えます。このとき、身につけている腕時計やネックレス等の金属物は外しておきます。汗をたくさんかくので、タオル等も準備しておきましょう。着替えが終われば診療室に移動し、血圧や体温等を測ってバイタルを確認できれば、いよいよハイパーサーミア治療が始まります。スタッフの指示に従って温熱治療台に横になり、がんの部位によって仰向けまたはうつ伏せになります。うつ伏せのほうが痛みが出にくくなる傾向があるため、基本的にはうつ伏せで治療を受けてもらうことを推奨しています。しかし、脊柱管狭窄症《せきちゅうかんきょうさくしょう》やヘルニアなどがある方はうつ伏せで40分間の治療に耐えるのは難しいため、そのような方の場合は仰向けで治療をします。また、身体と電極が密着していない場合にヒリヒリした痛みが出やすいため、密着を良くするために超音波検査でも使うゼリーを塗ります。そしてオーバーレイボーラスをおなか側と背中側にのせて、その上と下から丸い電極パッドではさむとセッティングは終了です。

▼❹ 治療開始

いよいよがんの部位とその周辺組織に高周波を加えて温度を上げていきます。初診の患者は42・5℃以上の加温にどの程度耐えられるかが分かりません。そのため、体組成計で算出した体脂肪率を参考に、やせ形の患者には500ワットから、肥満傾向の患者には

300ワットから加温を始めます。5分ごとに50ワットずつワット数を上げていき、患者の様子を見てどこまで上げられるかを確認しながら40分間治療をします。ちなみに2回目以降の患者には、初回で上げることのできた最大ワット数の80%からスタートします。たとえば、初回で1000ワットまで上げられた場合は、800ワットから始めます。

その後、患者の様子を見ながら上げられるところまでワット数を上げていきます。

加温している部位に熱さやヒリヒリ感を覚えることがありますが、がまんせずスタッフに申し出るようにしてください。治療中には汗をかいて喉の渇きを感じることがあるので、患者には水分を積極的に摂取するよう指導しています。

▼❺治療終了

40分間の加温が終われば、オーバーレイボーラスや電極パッドを外します。終了後にも汗をかいているので、たっぷり水分補給をしてもらいます。治療後は着替えをして、会計をしてもらったらその日の治療は終了となります。ちなみに、私のクリニックには施設内にシャワーがあるので、特に遠方から通院している患者は治療後にシャワーを浴びてから帰宅する人も少なくありません。

ハイパーサーミアの治療費用

ハイパーサーミア治療はがんの診断を受ければ保険が使えますが、場合によっては自費診療になることもあります。ここでは、健康保険が使える場合と使えない場合に分けて説明します。なお、保険適用となる期間や回数は地域によって異なる場合がありますので、治療を受ける医療機関で事前に医師やスタッフに費用について説明を受けるようにしましょう。

健康保険が使える場合

ハイパーサーミアは、固形がんの診断を受けると保険適用となります。地域によって多少異なりますが、私のクリニックの場合は、約3カ月で8回治療をして深在性悪性腫瘍（身体の深部にある腫瘍）では2万7000円、浅在性悪性腫瘍（身体の浅部にある腫瘍）の場合は1万8000円となります（いずれも3割負担の場合。1割負担の場合はその3分の1の金額になります）。そのほかに基本診療料（初診料・再診料）や検査代、薬代、指導料、医学管理料などがかかります。約3カ月で1クールとなります。

健康保険が使えない場合

次のいずれかにあてはまる場合は健康保険が適用されません。

・保険適用外の疾患（脳や眼球、血液のがんなど）
・他院に入院中の場合
・約2カ月・8回の治療終了後、次の保険適用までの期間（約1カ月）
・自費診療との併用

健康保険を使った治療が終わったあと、すぐに自費診療へ移行することはできますが、最後に受けた治療が自由診療だった場合は、同一疾病であれば保険を使った治療ができなくなるため注意が必要です。

また、同一期間内に同一疾病について保険診療と自費診療の混合診療は禁止されているため、保険診療でハイパーサーミア治療を受けている場合は他の自費診療は受けられません。ハイパーサーミア治療と高濃度ビタミンC点滴療法や免疫リンパ球療法等を併用することで治療効果を上げられる可能性はありますが、これらを併用する場合にはハイパーサーミア治療に保険は使えず、治療費はすべて自己負担となるので注意が必要です。

また、自由診療の場合は毎週でも治療することができますが、自由診療の期間中は、同一疾病であればすべての医療機関での化学療法などの他の医療行為も自費となります。

◎ハイパーサーミア治療を希望する9割が自力で調べてたどり着く

私のクリニックでハイパーサーミア治療を受けている人は、自力で調べて、もしくは家族や友人・知人から情報を得てたどり着いた患者が9割を占めます。

がんと診断された患者は、まずは三大治療を選択するものの、三大治療にも一長一短があり、つらい副作用を伴うものもあることから、ほかにできることがないかとずっと探し回ります。その中には、医学的にエビデンスのまだ確立していない治療法やいわゆる「代替療法」とされるものも数多くあります。しかし、それらは医学的なエビデンスが不十分で効果が不明なうえに高額なものも多く、よほどお金を持っている人にしか手を出すことができません。私のクリニックでもサプリメントや漢方薬、高濃度ビタミンC点滴などを試した経験のある患者も少なくありません。

ハイパーサーミアも、そうしてがん患者やその家族が「何かできることはないか」と探し回ってたどり着く治療方法の一つです。私のクリニックでも、患者自身または家族がインターネットやSNSで調べてハイパーサーミアにたどり着いたという方もいれば、同じがん患者の集うコミュニティで勧められてハイパーサーミアの存在を知ったという方もいます。中には、TikTokにハイパーサーミア治療に関する動画を上げている他県在住の方がいて、それで知ったという患者もいます。残りの1割が大学病院や基幹病院等からの紹介で来る患者です。

そうして来院した患者やその家族に話を聞くと、化学療法等を試していたものの副作用の影響で食事が取れなくなり、やせて体力も落ちて化学療法もできなくなった人が相談に来るケースもあります。そうした方々には「できればもう少し早く来てもらいたかった」と思うことも多いので、私自身ももっと早く見つけてもらえるよう、認知拡大に努めたいと思います。

◎ハイパーサーミア治療でよくある質問

「どんながんが治療できるのか」との質問もよく受けますが、ハイパーサーミア治療の対象となるのは大腸がんや乳がん、膵臓がんなどの固形がんのみで、脳腫瘍や眼球の腫瘍、血液のがんは対象外です。ちなみに、保険適用されるのも固形がんに対する治療のみとなっています。

ハイパーサーミア治療で最も多くいただく質問は、やはり副作用のことです。ハイパーサーミアでの治療中は汗をたくさんかくので、脱水になりやすく、がん患者は血栓ができやすいので脳梗塞を引き起こす「トルソー症候群」になる心配があります。幸い、私のクリニックでは脳梗塞を起こした例は一例もありません。しかし、脱水を起こさないためにも、治療前後には「水分をたくさん取るようにしてください」と患者に伝えています。また、40分間加温し続けることによって、のぼせやめまい、迷走神経反射のような症状が出ることがあります。

また、これは非常に誤解されている方が多い印象なのですが「ハイパーサーミア治療は治療費が高くつくのではないですか?」という質問を受けることもあります。ハイパーサーミアが高額な治療だと思いこまれているのは、ハイパーサーミアががんの代替療法や民間療法の一つであり、費用も自費診療になるのではないかという印象を持たれているせいではないかと考えています。しかし、すでに説明したとおり、ハイパーサーミアは三大治療との併用でも単独使用でも保険適用が認められているので、比較的安い値段で受けることが可能です。私のクリニックの場合であれば、3割負担であれば深在性悪性腫瘍でも8回で2万7000円、1割負担であれば9000円です。1割負担の方は、1万円でおつりがくる値段です。そのため、がんの三大治療と比べると、治療費は想像以上に安いという印象を持たれると思います。

「1カ所に温熱を当てれば全身に効くのではないか」と思っている方も少なくありません。ハイパーサーミア治療で温度が上がるのは温熱を当てている部分のみで、1カ所に当てるだけで全身が温まるわけではありません(全身を加温できる治療装置も他の施設にはありますが、保険適用外なので全額自己負担になります)。そのため、残念ながらがん細胞の壊死効果は温熱を当てた部分しか期待できません。がんが複数箇所に転移している場合は、1カ所ずつ当てていくことになります。たとえば、胃がんが肝臓に転移し、胃がんのほうが大きい場合は、腫瘍のサイズが大きい胃がんのほうから先に温熱を当てて、胃がんの腫瘍が小さくなったら次に肝臓の腫瘍に温熱を当てる、という方法をとります。

がんの治療をされる方の中には、がん保険に入っていて、加入している保険会社から下りた給付金や保険金を使って治療を受けている方も多くいます。ハイパーサーミア治療を希望する方もがん保険に入っている方は少なくありません。そのため、「ハイパーサーミア治療にもがん保険は使えるか」という問い合わせも多くいただきますが、たいていの場合、温熱療法もがん保険でカバーされるようになっています。がん保険を使いたい場合は、まず保険に加入している保険会社に温熱療法が適用になるかどうかを確認しましょう。その後請求書類を保険会社から取り寄せて必要事項を記入し、ハイパーサーミア治療を受ける医療機関に提出して主治医にも必要事項を記入してもらいます。そうすると、給付金や保険金を受け取ることができます。ハイパーサーミア治療の場合、がん保険で下りる給付金や保険金の金額よりも治療費のほうが安いので、赤字になることはないだろうと考えます。

第3章

ほかの治療の効果を高め、
副作用による体の負担も和らげる

三大治療との併用で発揮される
ハイパーサーミアの力

◎ 手術療法との組み合わせ

ハイパーサーミアは単独ではがんの根治は難しいものの、三大治療と組み合わせることによって相乗効果でそれぞれの治療効果を高めることができます。まずは手術療法とハイパーサーミアの組み合わせについてです。手術療法とハイパーサーミアを併用する目的は2つあります。一つは腫瘍を小さくして切除しやすくすること、もう一つは再発・転移を防止することです。

前者の腫瘍を小さくするための選択肢としては、ほかに化学療法・放射線療法もあります。この2つの治療法はあまりにメジャーなので、ハイパーサーミアを知らなければ術前に腫瘍を小さくするための治療の選択肢にハイパーサーミアが入ってくることはまずありません。しかし、ハイパーサーミア治療を知っている人であれば、それも選択肢の一つに入ってくるでしょう。化学療法や放射線療法に比べて副作用も少なく、身体への負担もほとんどありません。そうした観点で見ると化学療法・放射線療法よりもハイパーサーミア治療のほうに軍配は上がるといえます。

後者のほうも、再発・転移防止を目的に化学療法が行われることがありますが、再発・転移防止の場合は化学療法を併用するステージはある程度ガイドライン等で決まっています。術後に化学療法をしなければならないステージではない場合でも、再発・転移防止を目的に念のため数クールだけハイパーサーミア治療を行うこともあります。

◯手術療法とハイパーサーミアを併用するタイミング

手術療法と併用するときのタイミングとしては、大きく分けて、手術前に温熱を当てる方法と手術後に温熱を当てる方法の2種類があります。

手術前に温熱を当てるパターンは、腫瘍をなるべく小さくして切除しやすくすることが目的です。三大治療の中でも、手術前に腫瘍を少しでも小さくするために抗がん剤治療や放射線療法を先行するケースがよくありますが、術前のハイパーサーミア治療も同じような意味合いで行います。一般的には化学療法・放射線療法を先行する方法のほうが圧倒的にメジャーなので、主治医のほうから「ハイパーサーミア治療という方法もある」という選択肢を提示してくることはないかもしれません。腫瘍を小さくすることを目的とした術前のハイパーサーミア治療を希望する場合は、まずは主治医に相談しましょう。

ただ、腫瘍を小さくするといっても、手術を待つ間に1クールほど温熱を当てるだけなので、ステージが下がるほど劇的に小さくなるわけではありません。術前に腫瘍を小さくしておく必要があると言われた方で、化学療法・放射線療法の副作用が心配な方や、高齢者など体力に不安のある方、「術前からがんと少しでも闘うために何かしておきたい」という方は、ハイパーサーミア治療を選択肢のひとつに加えてもらいたいです。私のクリニックでも、「手術まで時間があるので、今のうちに何かできることをしたい」という理由で来院したステージⅡの乳がんの患者がいました。彼女がハイパーサーミア治療に通ったのは1クールだけでしたが、がんが無事縮小してその後手術を受けました。手術後は来院していないので術後の詳しい様子は分かりませんが、おそらく手術がうまくいって回復したのだろうと思います。

一方、手術が終わったあとに温熱を当てるパターンもあります。術後に温熱を当てる目的は、執刀医がすべて腫瘍を切除したと思っても、目に見えない微細ながんが残っていて、それが暴走して再発したりほかの組織に転移したりするのを予防するためです。私のクリニックでは、どちらかというと後者のほうが多い印象です。それぞれのがん治療に関するガイドラインでは、がんのステージによって術後に化学療法が推奨されているステージがあります。ステージⅠまたはⅡくらいの比較的早期で見つかった場合は、術後に化学療法をしなくてよいことも少なくありません。しかし、いくら手術で取り切ったとしても「がんになった」ということは事実なので、その後の人生において再発や転移をする不安は常につきまといます。そのためハイパーサーミアの存在を知っている患者には「念のために温熱を当てておきたい」と考えてハイパーサーミア治療を希望する人も多いのです。

ただ、現実には「温熱を当てたことで転移や再発がなかったかどうか」の評価は難しいのが実情です。一般的に、がんの治療を受けると半年に1回定期的に画像検査をして、5年間再発がなければ完治したとみなします。私のクリニックでも、がんの手術後に転移や再発防止のためにハイパーサーミア治療に通っている患者が3人いますが、今のところ転移も再発もせずにすんでいます。もし彼らがハイパーサーミア治療を受けていなければ転移や再発をしていたかどうかは研究をしていないので分かりません。しかし、理論上はそうした効果があることを信じて治療を続けています。可能であれば、同じがんで同じようなステージの人を複数集めて、手術療法のみを行ったグループと手術療法とハイパーサーミア治療を併用したグループに分け、数年経過観察をするような研究ができれば説得力もいくらか出てくるとは思うのですが、今のところはそうした研究はありません。いつか、ハイパーサーミア治療の効果で転移や再発が防止できていることを調査して報告されるような臨床試験が出てくることを期待したいと思います。

◎手術療法との併用が効果を発揮することを示す学術論文での報告

手術療法とハイパーサーミア治療の併用に関する学術論文の報告があるのは、直腸がんの事例です。この事例は、直腸がんの手術の前に放射線療法・化学療法・温熱療法の3つを併用しています。直腸がんの手術の際はできるだけ肛門を残すために、肛門から口側に2cmの間は神経がいちばん集中している箇所になるのでそこは残そうとします。

肛門には肛門括約筋という筋肉があり、私たちは日頃意識せずにその筋肉を使って必要に応じて肛門を閉めたり開いたりしています。そのため、便が大腸の中にたまってきても漏れずにすんでいるのです。ところが、手術をするときに肛門側にあまり深くメスを入れすぎると肛門括約筋を傷つけてしまい、手術が終わったあとに便が漏れ出てしまうため、人工肛門をつけなければならなくなってしまうという問題が生じます。人工肛門になるかならないかは、その人のQOLや尊厳にも関わる非常に重大な問題です。人工肛門になる可能性があると言われると、患者の多くは手術へのハードルが上がってしまいます。そのため、直腸がんの手術のときは繊細さが求められるのです。そこで、化学療法や放射線療法、ハイパーサーミア治療で手術前に腫瘍を小さくしておけば、手術で腫瘍が取りきれる確率も上がりますし、肛門を温存できる可能性も高くなるのです。肛門を温存できれば人工肛門をつける必要もなくなるので、そうした観点から見れば、患者にとってハイパーサーミア治療は非常に期待の持てる治療だと思います。もっとも、近年はロボット支援手術の技術も進歩しており、手術自体のレベルも上がっているので、肛門を残せる確率も上がっています。このほかにも、学会発表では進行胃がんや膵臓がんなどの消化器系のがんで手術療法とハイパーサーミア治療を併用しているという話を聞いたことがあります。

また、2023年3月に刊行となった『ハイパーサーミア診療ガイドライン』では、腹膜播種における手術療法や化学療法とハイパーサーミア治療の組み合わせについての報告が記載されています。近年は腹膜播種に対して減量手術と腹腔内温熱化学療法を組み合わせた治療が、生存率の向上に寄与するような成果を上げているようです。これは、腹腔内に広がっている病変を可能な限り手術で切除して最小限に減らしたあとに、残った病変に対して腹腔内に抗がん剤を投与する腹腔内化学療法を行うと同時にハイパーサーミアを当てるものです。腹膜播種を併発しうる卵巣がんや胃がんなどでも成果報告があります。特に卵巣がんでは、手術療法のみを行った場合に比べて、無再発生存期間（再発することなく過ごせた期間）や全生存期間が延長できたという報告が、米国のガイドラインにも掲載されたそうです。一方で、大腸がんに由来する腹膜播種では、手術で病変を完全に取りきられなければ、腹腔内化学療法やハイパーサーミア治療を併用しても、主な腫瘍のみを切除する姑息《こそく》手術と全身化学療法よりも効果が得られないという報告もあります。これらの報告から、腹膜播種の手術療法と化学療法・ハイパーサーミア治療の組み合わせでは、いかに病変を取りきれるかが、がんの予後の分かれ目になることが分かります。日本ではこうした治療には保険適用が認められておらず、まだ限られた施設しかできませんが、世界では広く行われているようです。

化学療法との組み合わせ

がんのある部位に熱を加えると、がん細胞を覆っている細胞膜の透過性が高まり、がんの組織の周辺にある正常組織の血管が拡張することによって血流量が増加します。すると、同じ量の抗がん剤を投与したときに、温熱を加えたほうがより細胞が抗がん剤を取り込む量が増え、細胞内の抗がん剤の濃度が高くなり、がんの壊死効果も高くなるのです。

一般的に、抗がん剤を投与するときには患者の身長や体重から体表面積を計算し、体表面積あたりの濃度を計算して最大量を投与します。最初から最大量を投与するのは、抗がん剤の持つ最大限の効果を狙うためです。一方、ハイパーサーミア治療を併用すれば、抗がん剤の量を減らしても期待する効果を得られる可能性があります。例えば、がん細胞に届けたい抗がん剤の量を1とすると、ハイパーサーミア治療を併用することで、1より量を減らしても細胞内には結果的に1の量を届かせることができる可能性があるのです。抗がん剤の投与量が増えるとそれに比例して副作用も強くなりますが、ハイパーサーミアを併用すると効率よく抗がん剤をがん細胞に届けて浸透させられるので、投与する抗がん剤の量を減らして、なおかつ副作用もその分軽減できるのです。

抗がん剤を投与するとがん細胞にあるDNAが損傷しますが、がん細胞も生き残りたいがために受けた損傷を自力で回復しようとします。理論上では、そこにハイパーサーミア治療で温熱を加えると、がん細胞のDNA損傷からの回復を妨げるという副次的な効果もあります。薬剤耐性がついてしまった抗がん剤でも、温熱療法と組み合わせながら投与することで細胞がその抗がん剤を再び取り込むようになったのか、効き目を発揮しだしたという例もあります。

化学療法を行っている医師は最初から抗がん剤を最大量投与しますが、骨髄抑制やひどい下痢、食欲の大幅な低下など強い副作用が表れると量を減らします。単に量を減らすということは物理的にがん細胞に入る抗がん剤の量も減るので、その分効果は落ちると予想されます。しかし、ハイパーサーミア治療を併用することで、細胞に入る抗がん剤の量が少しでも増やせるのであれば併用しない理由はありません。これはぜひ強調して言いたいと思います。

化学療法との併用で非常に印象的だった患者がいます。日本ハイパーサーミア学会に登壇した経験を持つ医師からの紹介で、青森県八戸市からステージⅣBの膵臓がんで肝転移のある70代後半の女性が来院しました。抗がん剤治療のスタートからハイパーサーミア治療を併用したところ、肝転移がCTでも分からなくなるくらいにほぼ消失しました。そこでいったんは治療を中止したものの、まだ見えないところにがん細胞が生きていたのか、再発してしまいました。また以前と同じように抗がん剤とハイパーサーミアを併用して治療を進めていたのですが、薬剤耐性などさまざまな問題があって前回のような劇的な効果は見られませんでした。その患者は八戸から盛岡まで車で1時間半ほどかけて通っていたのですが、治療を重ねるうちに「距離があるからもう通えない」「残された日々をゆっくり過ごしたい」とご本人から申し出があり、治療は終了になりました。その後しばらくして、主治医から亡くなったと報告を受けました。1回は劇的に腫瘍が小さくなったので強く記憶に残っている症例です。

もう一人、子宮頸がんで腹膜播種が併発していた症例の女性の治療も行いました。その患者はがん性腹膜炎による腹水もあり、定期的に腹水を抜きながら化学療法を行っていました。その後ハイパーサーミア治療も併用したいという希望があり、ハイパーサーミア治療と化学療法を併用し始めました。がん性腹膜炎の腹水がたまるとおなかが張って苦しくなるので、クリニックで抜いています。サラサラな腹水なら抜きやすいのですが、ゼリーのような粘性があるとなかなか抜くのに苦労するのです。この女性患者の場合も、併用する前は腹水を抜くのに苦労していたのですが、ハイパーサーミア治療の併用を始めると腹水がなくなりました。ずっと化学療法とハイパーサーミア治療を併用しながらではありましたが、1年半ほどは生きる時間を延ばせたのではないかと思います。

◎ハイパーサーミアと相性の良い抗がん剤とは

ハイパーサーミア治療と相性の良い抗がん剤は、プラチナ製剤（白金製剤）で、シスプラチン、カルボプラチン、オキサリプラチンなどがどんな投与計画にも入っています。ただ、これらのプラチナ製剤は副作用が非常に強く、脱毛や食欲不振が起こる最大の要因となっているものです。また、シクロホスファミドやニトロソウレアなどのアルキル化剤も相性が良く、代謝拮抗剤の飲み薬である5－FU、点滴であるゲムシタビン、ほかには肺がんに使用する抗がん性抗生物質のブレオマイシンやマイトマイシンなども好相性だといわれています。プラチナ製剤では42℃まで温度を上げなくても40℃ほどで増感作用があるという実験もあります。肥満傾向のある方や痛み・熱さに敏感な方はなかなか42・5℃まで上げられませんが、それでも40℃くらいまではほぼ確実に上げられるので、抗がん剤と併用して抗がん剤の増感効果を高められる可能性は十分あります。実験の報告があるのはプラチナ製剤ですが、抗がん剤全般に言えることだと思います。

本当はがんとがっちり闘いにいくために、患者が「痛い」「熱い」と言わない限りは

42・5℃まで温度を上げるためにワット数をどんどん上げていきたいのですが、体形や体質によってはどうしてもそこまで上げられない方もいます。42・5℃を目指したい人は思ったほど温度を上げられなくてがっかりした気分になるかもしれません。ただ、化学療法と併用するときは40℃くらいまで温度を上げられれば化学療法の増感効果が期待できるので、肥満傾向のある方や痛み・熱さに敏感な方は特に、抗がん剤との併用を検討してほしいと思います。

▼化学療法とハイパーサーミアを併用するタイミング

化学療法とハイパーサーミアを併用する理想のタイミングは、抗がん剤を投与した当日から3日以内です。手術療法の場合は術前にも術後にも温熱を当てることができましたが、化学療法の場合は投与後に温熱を当てます。

温熱を当てるタイミングとして抗がん剤の投与後3日以内が理想なのは、その間が体内の抗がん剤の濃度がいちばん高いからです。3日を過ぎると抗がん剤がだんだん代謝されてしまい、抗がん剤の濃度が低くなってくるのです。抗がん剤の投与計画の考え方は星の数ほどありますが、最初に点滴で投与してその後経口薬を毎日服用する、という方法もあ

ります し、週に1度、2週連続で投与したあと、次の1週間は休薬する、というサイクルを繰り返す方法もあります。どのやり方でも、投与のタイミングで1〜3日以内に温熱を当てると良いとされています。ただ、予約の関係や本人の都合で物理的に投与後3日以内にハイパーサーミア治療を受けるのが難しいケースもあるので、投与後4日目以降にずれることもあり得ます。もしそうなったとしても、化学療法とハイパーサーミア治療はできるだけ近いタイミングで受けるようにします。

化学療法とハイパーサーミアを併用した臨床試験

『ハイパーサーミア診療ガイドライン』によれば、筋層非浸潤性膀胱がん（がんが筋層にまで至っていない膀胱がん）に対する膀胱内薬物注入療法とハイパーサーミアの併用に関する研究が1980年代から行われており、再発率の低下が期待できるという研究報告が複数あります。たとえば、マイトマイシンCという抗がん剤を単独使用したグループとハイパーサーミアを併用したグループ（膀胱内の温度を44℃にして60分間治療）を47カ月間経過観察したという2017年に発表された研究論文があります。この研究では、再発率は

表2 抗がん剤単独での使用とハイパーサーミアを併用した際の比較

	マイトマイシンC単独使用	ハイパーサーミア併用
再発率	28.0%	10.7%
無増悪生存率	72.9%	92.9%

	マイトマイシンC単独使用	ハイパーサーミア併用
10年無増悪生存率	14.6%	52.8%
10年膀胱温存率	78.9%	86.1%

抗がん剤単独使用のグループは28・0%、ハイパーサーミア併用のグループは10・7%、無増悪生存率（悪化せずに生存できる確率）はそれぞれ72・9%、92・9%となりました。別の研究者が1994～1999年に行った10年無増悪生存率と10年膀胱温存率の調査でも、10年無増悪生存率は抗がん剤単独使用のグループが14・6%、ハイパーサーミア併用グループは52・8%、10年膀胱温存率はそれぞれ78・9%、86・1%となりました。したがって、筋層非浸潤性膀胱がんに対する抗がん剤治療とハイパーサーミアの併用は、抗がん剤単独での治療よりも再発率を低下させ、予後を良くすることができるのではないかと推測されます。

子宮頸がんについても、同じような臨床試験が行われています。2005年頃から、局所進行子宮頸がんに対し、同時化学放射線療法のみを行う場合と、ハイパーサーミアを併用した場合における完全奏効率や5年全生存率、5年無病生存率（再

表3 同時化学放射線療法のみとハイパーサーミアを併用した際の比較

	同時化学放射線療法のみ	同時化学放射線療法とハイパーサーミア併用
完全奏効率	77.6%	88.0%
5年全生存率	64.8%	77.8%
5年無病生存率	60.6%	70.8%

	同時化学放射線療法のみ	同時化学放射線療法とハイパーサーミア併用
5年全生存率	72.3%	81.9%

発やほかの病気をせず生存した確率）を調べる臨床試験が行われています。同時化学放射線療法とは、読んで字のごとく化学療法と放射線療法を同時に行う治療法のことです。

2016年に報告された臨床試験で、同時化学放射線療法とハイパーサーミアを併用したグループと同時化学放射線療法のみを行ったグループの長期生存率を調べました。

すると、併用したグループは完全奏効率・5年全生存率・5年無病生存率は88・0％、77・8％、70・8％だったのに対し、同時化学放射線療法のみのグループは77・6％、64・8％、60・6％でした。同時化学放射線療法とハイパーサーミアを併用したグループのほうが治療成績は良好だったといえます。2020年に報告された別の臨床試験でも、併用したグループの5年全生存率は81・9％、同時化学放射線療法のみのグループは72・3％でした。つまり、こちらの結果もハイパーサーミアを併用したほうが良い治療成績になりました。どちらもハイパーサーミアの併用療法は有用性があることが示唆されますが、まだ試験数が少ないため、科学的エビデンスとしてはあまり有力視されていません。

◎放射線療法との組み合わせ

次に、放射線療法との組み合わせについてです。ハイパーサーミアの歴史の部分でも少し説明しましたが、もともとハイパーサーミアの治療装置が作られた背景には、放射線療法の増感効果が得られるような方法を見つけることが、放射線医学や放射線生物学の課題となっていたことがあります。放射線療法は身体の表面にあるがんにはよく効くものの、胃がんや肝臓がん、膵臓がんなど身体の深部にあるがんには効かないという傾向がありました。そのため、放射線療法の増感効果を高めるための補助的な手段が求められていたのです。

温熱療法が注目されたのは、36～37℃前後の普通の体温で放射線を当てるよりも、42・5℃以上に温度を上げながら放射線を当てるほうががん細胞の致死率が高いことが実験的に分かっていたからです。放射線が作用しづらい環境は、低酸素・低pHの環境です。

低pHとは、すなわち酸性のことです。がん細胞も常に血流が不足していて酸素が不足しており、酸性に傾いている環境にいるため放射線が作用しづらいのです。そのため、酸素が豊富なところに放射線を当てると効果は高いのですが、治療をしているうちに酸素不足になったりすると効きが悪くなってきます。

そこにハイパーサーミアで温度を上げてやれば、腫瘍の中の血流が増えるので酸素も多く運び込まれます。がん細胞は常に酸素不足の環境にいますが、血流が増えることで酸素不足が解消されます。そこに放射線を当てると効果が高まるうえに、放射線を受けられる対応量も増えます。つまり、放射線の弱いところをハイパーサーミアが補ってくれるイメージです。放射線療法と併用しているのはハイパーサーミア治療だけではなく、たとえば食道がんの場合は放射線療法と化学療法がセットになるケースが多くあります。

骨転移のあるがん患者で、放射線治療とハイパーサーミア治療を併用した症例はいくつか経験していますが今、治療に来ているのは胃がんで骨転移のある患者です。PET CTやCT検査の結果、がんの診断を受け、放射線療法とハイパーサーミア治療の併用で骨転移も原発巣もほぼ消失しました。その後、今のところ6年ほど再発せずに過ごせています。

放射線療法の効きやすさは細胞周期に関わる

放射線療法の効きやすさは「細胞周期」にも関係しています。少し難しい話になりますが、がん細胞でも正常細胞でも増殖の仕方に違いはあるものの、分裂しながら増えていく点は共通しています。その分裂のサイクルを細胞周期といいますが、実はその細胞周期の中に放射線の効きやすい時期と効きづらい時期があるのです。細胞分裂は大きく分けて細胞分裂の準備期間である「間期」と分裂期である「M期」に分かれます。間期はさらに、DNAの複製の準備をする「G1期」、DNAの複製が起こる「S期」、細胞分裂に向けて準備をする「G2期」の3段階に分かれます。この中で、比較的放射線療法が効きやすいのはM期です。それに対し、放射線療法が効きづらいのはS期といわれています。しかし、S期には温度の感受性が高くなって温度が上がりやすいという利点があります。そのS期のタイミングで温熱を当てると、放射線の抵抗性が弱まって放射線療法の増感効果が期待できるのです。ですから、S期の細胞の割合が大きい分裂細胞集団、たとえば細胞の増殖スピードが速く悪性度の高いがんに対しては、放射線療法とハイパーサーミア治療を併用したほうが、放射線単独で治療をするよりもはるかに効果が大きくなるといわれています。

◎放射線療法とハイパーサーミアを併用するタイミング

ハイパーサーミア治療を先にしてから放射線療法をするという話はよく聞きますし、その逆のパターンのところもあります。どちらにせよ近接したタイミングで行うとは思いますが、ハイパーサーミア治療と放射線療法のどちらを先にするかについては施設によって考え方が異なるため「どちらが先のほうが正しいか」というのは少々言いづらいのです。というのは、ベルトコンベアのように、レーンに患者をのせて温熱を当ててその直後に放射線を当てるというわけにはいかないからです。同じ病院内で放射線療法とハイパーサーミア治療を受けられるとしても、治療機器が1台ずつしかない場合は予約の都合で順番が前後してしまう場合もあると考えられます。ですから、順番はどちらが先でもよいですが、いずれの場合もできるだけ間を空けないほうがよいです。

放射線を効きやすくするために温熱を当てる、という目的を前提に考えれば、先に温熱を当てて腫瘍を温め、血流を増やしてpHを改善しておく。そうして放射線の効きやすい環境を整えておいて、そこにピンポイントで放射線を当てると効きやすくなるというのが私の考えです。しかし、放射線療法のあとに増感効果を求めて同じ理由で温熱を当てる、という方法でも構わないと思います。ハイパーサーミア治療後の3日間はヒートショックプロテインが出てしまうので、治療計画を考えるときにはハイパーサーミア治療後4日目以降に放射線療法の予約が取れるかどうかを考えながら計画を立てるはずなので、あまり順番にはこだわらなくてもよいと思います。

ただ、温熱を当てる目的を「放射線療法による副作用を軽減すること」とするならば、ハイパーサーミア治療があとのほうが良さそうです。しかし、放射線療法の副作用は遅発性で、放射線を当てた直後よりも数日後や半年、1年経ってから現れてくるようなものが多く、化学療法とは副作用の出方が少々異なることに留意しておく必要があります。

◎ 放射線のみ当てた細胞群とハイパーサーミア併用の比較試験

シャーレの上でバイオ細胞を使って放射線療法と温熱療法を併用した実験がありますの

で紹介します。その実験では、がんの中でも放射線が比較的よく効くといわれる扁平上皮がん細胞に42℃で15分間温熱処理をしたあとに放射線を2〜10グレイ照射した群と放射線のみ当てた群を作り、がん細胞の抑制効果を比較しました（※）。すると、温熱処理した群のほうが明らかにバイオ細胞の生存率が下がったのです。

※1グレイ＝1キログラムの物質に1ジュール（エネルギー、仕事、または熱量の単位）の放射エネルギーが吸収されたという意味

さらに言うと、この実験では先に温熱を当てて、その後放射線療法を行っています。先に温熱を当ててがん細胞の細胞周期が回復して元気になろうとするのを抑えて、そこに放射線を当てると温熱の放射線に対する増感効果がアップしたことによって、放射線の効果が高まり、放射線の対応量も増やせたので結果として当てる放射線の総量も減らすことができた、ということまで実験で明らかにしている人もいます。

放射線単独だと細胞周期S期後半の低酸素細胞に対する効果は出にくいですが、温熱を当てた群のほうは細胞周期S期後半の低酸素細胞に対しても効果が高かったと報告している人がいます。

また、『ハイパーサーミア診療ガイドライン2023年版』によれば、1980〜1990年代に行われた古い試験ではありますが、放射線療法単独と放射線療法にハイパー

サーミアの併用に関する試験の報告があります。Ⅲ期〜Ⅳ期の頭頸部がんの患者を放射線療法のみ行ったグループとハイパーサーミアを併用したグループに分けて18カ月無病生存率を調べたところ、放射線療法のみのグループは8％、ハイパーサーミアを併用したグループは25％でした。また、同じようにⅣ期の頭頸部がん患者を2つのグループに分けて5年全生存率を調べた試験では、放射線療法のみのグループは0％、ハイパーサーミアを併用したグループは53・3％でした。Ⅱ〜Ⅳ期の頭頸部がん患者に関して同様に生存期間の中央値を調べた試験では、放射線療法のみのグループは145日、ハイパーサーミアを併用したグループは241日でした。これらの試験報告は古い時代のものであり、治療効果や有害事象の判定が現在の基準で行われていないことから、有効性についてははっきり言えないものの、生存率の向上は一定程度期待できるとされています。

非小細胞肺がんに対する放射線療法単独と放射線医療にハイパーサーミアの併用に関する比較試験もあります。Ⅲ期非小細胞肺がんの患者で比較すると、3年局所無再発率（治療後に局所での再発が起こらない確率）は放射線治療のみのグループは20％、ハイパーサーミアを併用したグループは73％でした。また、3年全生存率はそれぞれ7％と37％でした。3年局所無再発率・3年全生存率のいずれも有意な差が見られたと報告されています。また、こちらの試験では温度のことも言及されており、80％以上の腫瘍縮小効果が得られた症例の腫瘍内温度の平均が41・5℃だったのに対し、50～80％の縮小効果が得られた温度の平均は40・6℃とやや低めでした。別の報告でも、高い高周波出力で加温した症例では、局所制御率（放射線を当てた部位で再発が起こらない確率）・全生存率が有意に良好だったと報告されています。温度上昇の得やすい胸壁浸潤型の肺がんでは良好な効果が得られたという報告が多いようです。

◎緩和療法との組み合わせ

最後に、緩和療法との組み合わせについて説明します。緩和ケアのためにハイパーサーミア治療を行う場合は、目的がほかの治療と併用するときとは異なります。すなわち、がんと闘ってがんを縮小させることが目的ではなく、がんと共存しながら少しでも長く普通の生活をしながら生きることが目的です。緩和ケアとしてハイパーサーミア治療を行う場合は、患者の体力を考えてがんの部位を42・5℃以上にすることは目指しません。40℃前後まで温める、いわゆる「マイルド・ハイパーサーミア」を目指します。その目的は、リンパ球やＮＫ細胞など、人間のもともと持っている免疫細胞を活性化するためです。39〜41℃程度になれば、体内のＮＫ細胞やマクロファージの活性化、および、インターフェロンγなどが増産されて、がんに対して攻撃すると推測されます。また、免疫の活性化によって、痛み（がん性疼痛）を緩和したり、食欲を回復させて体力を維持したり、気分がよくなったりというＱＯＬの改善を目指します。つまり、決してがんと闘って腫瘍を縮小させようというつもりで温熱を当てるわけではないのです。

基幹病院や大学病院で三大治療をひたすら続けてきたけれども、あまり効果が出なかった患者には、温熱を当ててもそこからがんを縮小するのは正直なかなか難しいものがあります。縮小しようとすれば、それなりにワット数を上げなければなりませんが、緩和ケア目的にハイパーサーミア治療をする患者にはそれはできないと言わざるを得ません。ほかの標準治療に耐えられる体力がなくなった結果「治療法がない」と言われて来院する方も少なくないためです。身体の深部の温度が42・5℃以上に上昇するまで本人をがんばらせるようなことをしないのは、そういう理由からです。

緩和ケアの段階まで来ると、残念ながらがんの根治は望めません。そのため、目を見張るような劇的な効果を期待するというよりも、今よりも悪くならない状態を維持して普通の生活を送れるようにするためにハイパーサーミア治療を利用するというイメージです。緩和ケア目的でハイパーサーミア治療を受けている人の中には「まだ自分にもできる治療法がある」という励みになるのか、治療後には気分がスッキリして前向きな気持ちになる人もいますし、食欲が戻ってきて食べられるようになって、少し体力が回復したという症例もあります。人間は、しっかりご飯を食べて睡眠時間を十分にとる、ストレスをためないという、一般的に免疫に良いとされることをしていると、生きる時間を延ばせます。身体の中にがんを抱えて緩和ケア目的でハイパーサーミア治療をしていても、ご飯を食べられてしっかり睡眠時間をとれている人は体力もあり、免疫もあるから長生きします。だから、免疫力を常に強化していくことがこの治療では大切になるのです。

緩和ケアのハイパーサーミア治療には、もう一つの目的もあります。三大治療を受け続けても「もう治療法がない」と主治医に宣告された患者に対して「まだできることはあるよ。がんばってみようか」というメッセージを込めてハイパーサーミア治療を行うのです。いわば、私のクリニックが緩和ケアにおけるメンタルサポートのような役割も担っているわけです。しかし、緩和になるもっと手前の段階の、三大療法ができる状態のときに併用したほうがより長生きできるのではないかと思うのも事実です。そのため、やる・やらないは別として、ハイパーサーミアの存在は多くの人に知っておいていただきたいです。

実際に私のクリニックに通う患者で、肺がんの末期で、もうだいぶ食欲も落ち、体力的に弱ってきていても通い続けている人がいます。胸水がたまっていて仰向けになると息苦しくなると言うので、毎回胸水を抜いてから治療を始めています。そんな様子なので「もういいんじゃない？ 十分がんばったんじゃない？」とこちらが声をかけるほどなのですが、本人は「いけるところまでいきたいから」と、強固な意志を持って通っています。こうして最期まで闘おうとするがん患者に、人生の最期まで寄り添って治療をしてあげられるのは、ハイパーサーミアだけだと思います。

◎緩和療法との組み合わせのタイミング

基幹病院や大学病院で標準治療をがんばって行っていても、薬剤耐性の問題などでどんどん治療の選択肢は狭まっていきます。やがて主治医に「三大治療でできることはもうありません」と言われるときがやってくるのです。正直「もっと早く来てくれれば、何かしら手の施しようがあったのに」と思うような状態で来院する患者もいます。それでも、患者が「もう積極的な治療はできないかもしれない。けれども、最期までできることをしたい」と一縷《いちる》の望みをかけて来院するわけです。ステージⅣの膵臓がんで、基幹病院や大学病院で「もう治療法はない」と言われても、採血してみるとまだ闘える状態にありそうだと判断して、通常量の半分ほどに量を減らして低用量で抗がん剤治療を再開した患者もいます。その人は「余命があと3カ月ほどだから緩和ケアだね」と言われてショックを受けて来院したのですが、とうの昔にその3カ月を過ぎ、今でも普通に生活ができています。

ハイパーサーミアの単独使用は推奨されない

ハイパーサーミア治療は、腫瘍のある部位とその周辺の組織を42・5℃に温めることによってがん細胞を死滅させ、腫瘍の縮小を期待する治療法ではあります。今まで説明してきたように、患者の状態によっては大きな効果を発揮することもあります。しかし、だからといって、三大治療を行わずハイパーサーミア単独で治療をすることは推奨されていません。それは、ハイパーサーミア単独ではがんを根治する効果までは得られないためです。

温熱治療は三大治療が確立する前にすでに注目されて盛んに研究された治療方法ではある

ものの、その後化学療法や放射線療法が圧倒的に発展したために、がんの治療に関わる医師の間ではそちらのほうが効果が高いという理解が広まりました。そのため、現在において手術療法・化学療法・放射線療法ががんの三大治療として確立した一方、温熱療法単独での治療はそのレベルには至っておらず、標準治療の仲間入りができていないのが現状です。ハイパーサーミアにおいて私の恩師である近藤元治先生の著書には、胃の早期がんが見つかったけれども、三大治療をすることなくハイパーサーミア単独で17年間治療を続けている症例が記載されています。その人は元気に仕事をしながら治療を続けているそうですが、こうしたケースは本当にレアケースです。基本的には三大治療を受けられるのであればそちらをまず優先的に受けていただき、併用という形でハイパーサーミア治療を利用していただきたいというのが私の願いです。

場合によっては、がんのある部位を42・5℃以上に温めることができないこともあります。たとえば、肥満傾向の患者であれば、熱が体内の深部に届くまでに皮下脂肪のほうが熱くなってしまうので、結果的に40℃ほどしか加温できないケースも多々あります。やせ形でも、そもそも痛みや熱さに対して敏感な体質の患者は、42・5℃まで温度を上げることができないというケースも少なくありません。そのため、ハイパーサーミアは三大治療と並んでがんを根治できる治療とまではまだいえないのです。

私のクリニックでも、患者から「三大治療を受けずにハイパーサーミアを単独で受けたい」という相談を時々受けることがありますが、ハイパーサーミア治療の限界について患者の納得のいくまで十分説明をして、三大治療のいずれかと併用してもらうよう促しています。他院では三大治療をよほど強く拒否する患者にはハイパーサーミア単独で治療を行うケースもあるようですが、私のところでは基本的に三大治療と組み合わせて治療をしてもらうようにしています。

ハイパーサーミアの限界を克服するために、今後、もっとピンポイントでラジオ波を照射できるようになったり、確実に腫瘍を42・5℃以上に温めるための研究がもっと進展したりすれば、三大治療と肩を並べるところまで発展する可能性もあります。今後の治療装置の改良・発展に期待したいと思います。

◎ハイパーサーミア治療の効果判定――CTC検査を用いた評価方法

まだ研究段階ですが、私のクリニックではハイパーサーミア治療の効果判定をするために、血中循環腫瘍細胞（CTC：Circulating Tumor Cells）という細胞の数を指標に用いる試みを行っています。血中循環腫瘍細胞とは、がんの組織から正常な血管に漏れ出し、血流の中で循環しているがん細胞のことです。このCTCが、がんの原発巣を離れてほかの臓器や骨に転移する要因になっています。従来は、肉眼所見や腫瘍マーカー、CT等の画像所見で治療効果判定を行うのが一般的でした。近年は、疾患のさまざまな段階で患者の負担が少なくかつ迅速に評価できる方法として、血液を採取して病変の発生もしくは進行度合いを調べる検査方法が注目されています。その中でも、がんの進行度を評価するための新たな指標として注目されているのがCTC検査です。

CTCが1個でも検出されれば、がんの既往歴のない患者でも微細ながんができている可能性があります。また、がんの既往歴のある方は、がんが進行もしくは転移している疑いがあることが分かります。

CTCの数によってがんの悪性度を知ることや、治療効果を判定することもできます。CTC検査は医療機関にもよりますが、10～20㏄の血液を採取するだけで、食事制限も事前に薬剤を服用する必要もないので、身体への負担が少ない検査方法であるといえます。

先行研究によれば、34歳の乳がん患者でCTC細胞の数が治療前は血液7・5㎖中

2～15個だったのが、治療後には0個になっていたときに、CT画像検査でも検査結果が一致していたというものがあります。また、固形がん患者24例を調べた研究では、CTC細胞が0個だった集団、1～3個の集団、4個以上の集団で無増悪生存期間（再発や悪化をせずに生きられた期間）と全生存期間（生きられた期間）を比較したところ、0個の集団ではほかの集団に比べてどちらも長かったという結果が出ています。さらに、膵臓がん患者については抗がん剤の生体外研究（生体から取り出した細胞や組織の研究）や早期発見のためにCTCが使用されていて、一定の有益性は認めるが、より方法論の標準化と前向き研究（ある時点から将来に向かって観察し、データを収集する研究方法）が必要である、とする研究論文もあります。

私のクリニックでは、3人のがん患者（いずれも固形がんでステージⅣB）に協力していただき、CTCを採取して調べてみました。CTCの採取には、細胞に試薬を乗せ、ある特定の成分を染色して病変の広がりや性質を観察する「免疫抗体法（用手法）」という方法と、細胞を細い水流に流してレーザー光を当ててレーザーの反射度合いで細胞の大きさや内部構造を観察する「フローサイトメトリー」という方法を併用しました。

CTCによるハイパーサーミア治療の効果判定には、EpCAM（Epithelial Cell Adhesion

Molecule）というバイオマーカーを用いています。EpCAMは乳がんや大腸がん、前立腺がんなどの上皮系のがんの細胞表面によく見られるタンパク質のことで、上皮系がんの診断や予後のマーカーに用いられています。EpCAM単体での検査と、より広範なCTCを検出すべくCK（サイトケラチン）というほかのマーカーも組み合わせた検査を行いました。CTCの検出率には非常にこだわっていて上記の手法を採ったところ、CTC陽性検出マーカーとしては感度が38％、特異度が100％という結果でした。感度と特異度の違いを理解するのはとても難しいと思いますが、感度とは病気の人を見つける能力のことで、特異度とは病気ではない人を見つける能力のことを指します。感度は何かしらの疾患があるときに正しく陽性と判断できる能力で、特異度は、疾患がない人を陰性と判断できる能力のことです。

使用した治療装置は、いつも使用している「サーモトロンRF8 EX edition」です。治療のときには患者には仰向けで寝てもらい、40分間の治療を行いました。治療の前後で採血を行い、CTCの数の増減を調べました。

この効果判定を行った3つの症例では、それぞれ次のような結果になりました。

1例目

63歳男性・膵炎合併膵体部がん（膵体尾部切除）・肝転移あり
治療前：EpCAM陽性細胞が2個／㎖、CK/EpCAM陽性細胞が2個／㎖
治療後：EpCAM陽性細胞が2個／㎖、CK/EpCAM陽性細胞が3個／㎖

2例目

71歳男性・S状結腸がん（ハルトマン術後）・肝転移あり
治療前：EpCAM陽性細胞が3個／㎖、CK/EpCAM陽性細胞が1個／㎖
治療後：EpCAM陽性細胞が0個／㎖、CK/EpCAM陽性細胞が3個／㎖

3例目

68歳女性・卵管原発漿液性腺がん・臍直下、左骨盤、腸間膜、肝鎌状間膜、肝門部に播種あり
治療前：EpCAM陽性細胞が55個／㎖、CK/EpCAM陽性細胞が0個／㎖
治療後：EpCAM陽性細胞が12個／㎖、CK/EpCAM陽性細胞が2個／㎖

これらの検出結果を表にすると108ページのようになります。

2つの手法で検出されたCTCの数には大きな相違はみられませんでしたが、3例のうち2例で治療後にCTCの数の減少が見られたため、効果判定の一助になる可能性を感じました。しかし、1例は変化が認められず、評価の難しい症例もありました。CTCの数に変化がなく判断に迷う例もありました。CTCの検出方法や治療前後の採血のタイミングは今後の検討課題となりそうです。今後も症例の蓄積と研究デザインの改良に取り組んでいきます。

ちなみに、こちらの研究結果は2024年9月6日・7日の2日間にわたって開催された日本ハイパーサーミア学会第41回大会にも演題として取り上げ、プレゼンテーションを行いました。

◎ もし主治医にハイパーサーミアとの併用療法を反対されたら

がん患者が手術療法や化学療法、放射線療法とハイパーサーミア治療を併用したいと思っ

表4 ハイパーサーミア治療前後のCTC細胞数

	治療前		治療後	
	EpCAM陽性細胞	CK/EpCAM陽性細胞	EpCAM陽性細胞	CK/EpCAM陽性細胞
1例目	2個/ml	2個/ml	2個/ml	3個/ml
2例目	3個/ml	1個/ml	0個/ml	3個/ml
3例目	55個/ml	0個/ml	12個/ml	2個/ml

ても、主治医から反対されるというケースも多いと聞いています。がんは治る病気になってきたとはいえ、まだ「不治の病」であるというイメージも根強くあるため、がんと診断されてショックを受け、そこから「何かいい治療法はないか」と血眼になって治療法を探し回ります。そうしてようやくたどり着いたハイパーサーミアに一縷の望みを見いだしても、主治医に「そんなものはダメだ」と頭ごなしに反対されると、結局ハイパーサーミア治療を受けたくても受けられなくなるのです。

反対する側にも理由はさまざまあります。「よく分からない治療は患者に受けさせたくない」「今しているこの治療が最高なんだから、ほかの治療は必要ない」と医師が考えているからというケースもあれば、実は治験に参加してデータを取得している最中なのでハイパーサーミアをはじめとするほかの治療法とは併用できないというケースもあります。後者の場合は説得が難しいのですが、前者の場合なら説得の仕方によっては承諾を得られる可能性はあると思います。

実際に、私も2017年にハイパーサーミアの治療装置を導入した頃は、今よりもハイパーサーミアの認知度は低く、「ハイパーサーミア治療を受けたいのに主治医から反対される」と患者からよく相談を受けていました。そういう場合は、私から主治医の先生に電話をかけたり手紙を書いたりして「ハイパーサーミアはこういう治療なんですよ」「保険適用だから、高額な治療費はかからないんですよ」と説明をしました。近藤元治先生の著書を、「読んでみてください」と主治医の先生に郵送したこともあります。そのように、ハイパーサーミア治療がどんな治療なのかを理解してもらえるように働きかけました。そうして説得を試みているうちに「先生がそこまで言うんだったら」と言ってもらえて、最初は主治医に反対されていても、ハイパーサーミア治療が受けられるようになった患者もいます。そうした地道な努力が実を結んで、今では岩手県内の大学病院や基幹病院では、ハイパーサーミア治療を受けたいという患者に反対する医師はほとんど見かけなくなりました。一方、ほかの地域では医師に理解を広めていくのはまだまだこれからではないかと推測します。

しかし、ハイパーサーミア治療をしている医師は患者への思いが非常に強い先生が多いので、主治医に反対されても力になってくれると思います。なぜなら、ハイパーサーミアの治療装置は非常に高価であり、看護師や放射線技師を40分間もつけなければならないので人件費もかかる治療であり、かつ保険診療なので決して収益の上がる治療ではないからです。それでも「がん患者のためにハイパーサーミア治療をやりたい」というのですから、そういう医療従事者の「がん患者を救おう」という思い入れの強さは相当なものです。そのため、ハイパーサーミアを導入している医療機関の医師は、主治医が三大治療との併用を許してくれるような方策を一緒になって考えてくれるはずです。

ただ、主治医からはこれまでの治療経緯を記した書面やＣＴ画像を入手する必要があります。仁義上の問題もありますし、患者に懇願されたからといって主治医にだまってハイパーサーミア治療を行うわけにはいきません。主治医に反対されていてもハイパーサーミア治療を受けたい場合は、まず患者本人でもその家族でも良いので、セカンドオピニオンとしてハイパーサーミア治療を受けたい医療機関を訪問してください。最近はがん治療を行っている医療機関を中心に、セカンドオピニオン外来を設けているところは多くあります。また、「セカンドオピニオン外来」という名称の窓口はなくても、セカンドオピニオンを受け付けている医療機関は数多くあります。セカンドオピニオンは医療関係者の間でも浸透しており、嫌な顔をする医師もほとんどいません。セカンドオピニオン外来を受けたら、主治医のもとへ戻り「今度からハイパーサーミアのある医療機関で受診します」と報告します。医師は患者にそう言われれば、患者の自己決定権を尊重しなければならないので、紹介状を書かざるをえません。そういう方法で、ハイパーサーミアの併用の了承を得る方法も一つあると思います。

まずは、ハイパーサーミア治療を行っている医療機関の門をたたいて、先生に相談してみれば、私のようにそこの医師から主治医に電話や手紙で説得を試みてくれるかもしれませんし、そこまでしなくても何か作戦を一緒に考えてくれると思います。まずは動き出してみることがいちばん大事です。ハイパーサーミア治療を手がける医師は、ハイパーサーミア治療を受けたい患者のいちばんの味方になってくれるはずです。

第4章

がんがある部位・進行段階に合わせて
治療をカスタマイズ

症例から見る
ハイパーサーミアに期待できる効果

◎Aさんの場合
（男性・胸腺がん　ステージⅣB・手術療法・化学療法・放射線療法を経験）

▼いつもと同じ「異常なし」のはずが、がんであることが判明

現在会社勤めをしているAさんは、30歳を過ぎた頃から勤務先で人間ドックを毎年受け始めました。年齢を重ねるにつれて「要検査」と指摘されることが増えていったものの、精密検査を受けても特に異常が見つかったことはありませんでした。そのため、指摘を受けてもだんだん気にしなくなっていったそうです。50歳を超えてから受けた人間ドックでも「要検査」との結果が出ましたが、気にも留めませんでした。しかし、結果を見ていつもと異なる文言が並んでいることに気づいたAさんの妻に強くすすめられて、しぶしぶ大学病院に精密検査を受けに行くことにしました。

いつもと同じように異常なしと言われるに違いないと考え、1人で気楽に病院に向かったAさんでしたが、検査の結果、胸腺がんの疑いがあることが分かりました。軽い気持ちで病院に行ったのに、その日のうちに手術の日取りまで決めることになり、驚くとともに目の前が真っ暗になったといいます。その2カ月後、手術で右肺の下半分と右肺のリン

パ節と右肺の上部の一部を切除しました。

「ステージⅣＢのがんという結果を聞いて、なんで俺が……と絶望しましたね。何か悪いことしちゃったかな、とこれまでの人生を振り返ったりもしました。妻には『泣いてもいいんだよ』と言われたんですけど、泣くこともできなくて。どうにか精神を保つ方法はないかとがんを経験した方のブログを読みあさりました」

▼情報収集をしていた妻から勧められたことが受診のきっかけに

手術は受けたものの、原発巣はほかの組織に浸潤していて切除できなかったため、手術の翌月からがんの根治を目指して抗がん剤治療が始まりました。そのときは骨髄抑制や脱毛、しゃっくり、便秘、下痢、しびれ、倦怠感、かゆみ、筋肉痛、むくみ、色素沈着などあらゆる副作用が出て大変だったといいます。その後5カ月間の休薬期間を経たのち、また原発巣が少し肥大してきたため別の抗がん剤を投与しますが、今度は肝転移が判明します。ハイパーサーミアと出会ったのは、ちょうど2回目の抗がん剤治療がスタートする頃でした。

Ａさんが悶々と悩んだり葛藤したりしながら過ごしている一方で、Ａさんの妻は必死にがんの治療法に関する情報をかき集めていました。あまりお金がかからずに、あまり自宅から遠くない場所で受けられる治療法はないものかといろいろ探し回っていたところ、ハイパーサーミアにたどり着いたといいます。たまたま自宅から車で10分ほどの距離にあるクリニックでハイパーサーミア治療を受けられることも幸運でした。Aさんの妻は、三大治療とも併用ができて、保険が適用されるのでお金もそれほどかからず、そんなに遠くないところで治療を受けられると知って、Aさんに「受けてみたら？」とすすめてくれたそうです。

「もう真っ暗闇の気分の中にいたので、希望の光を見いだしたような気持ちになりました。妻からは標準治療以外にもできることはしてほしいと言われていたこともあり、もうわらにもすがる思いでクリニックの門をたたくことにしたんです」

幸い、主治医に「ハイパーサーミア治療を受けたい」と申し出ても反対されることはありませんでした。むしろ「受けたい治療があるならどうぞ受けてください」と背中を押してくれたそうです。その後、Aさんは私のクリニックを初めて受診しました。事前に、ハイパーサーミアが熱でがんを抑制したり、がん細胞を死滅させたりするものだということは情報として聞いていたので、多少の不安はあったものの、悪い印象はなかったそうです。あらためて説明を聞いて、ハイパーサーミアが立派な治療であることが分かったので、標準治療の一部と考えてがんばってみようと決意しました。

▼圧迫感や熱さはあるものの、終わったあとは温泉やサウナに入ったあとのような気分に

初めてハイパーサーミアの治療を受けてみたAさんですが、最初は「どこまで続けられるだろうか」と思ったそうです。

「けっこう熱くて汗をたくさんかきました。また、身体の上からも下からも圧迫されるので少し苦しかったですね。狭いところに入ったり圧迫されたりするのは苦手なので、治療だから受けたいという気持ちはあるものの、どこまで続けられるのだろうかと少々不安になりました」

それでも、「治療のため」と思い、週に1回のペースでずっと通い続けました。当初は圧迫感や熱さに抵抗がありましたが、今は「こんなもんだ」と思えるほど慣れてしまったといいます。しかし、今でも体調によってはピリピリ感や違和感を覚えることも、前回は42・5℃まで温度が上げられたのに今回はそこまで上げられなかったということもあります。あまりにも強い圧迫感や熱さを感じるとAさんに言われたときには、看護師がワット数を調整することでしのいでいます。

毎回熱さは感じるものの、今は初期の頃のような不安はなく、終わったあとはむしろ温泉やサウナに入ったあとのように気分爽快になるそうです。

▼抗がん剤や放射線治療を続けながらQOLを下げずに生活ができている

Aさんはハイパーサーミア治療を受けている間も、同時並行で抗がん剤治療もずっと続けていて、時には放射線療法を受けることもあります。ここで、読者の皆さんが気になるのは抗がん剤や放射線療法の副作用のことだと思いますが、Aさんも過去には抗がん剤の副作用が強く出たこともありました。

「抗がん剤の種類によって、投与後の1週間は倦怠感があったり、食欲が落ちたりしたこともありました。でも『何か食べなければ』と思って、うどんなど食べやすいものを口にしていました。今も別の経口薬の抗がん剤を服用していますが、量を減らしてもらっているのでそれほど副作用もなく、ご飯をお茶わん山盛りにして食べるほど食欲旺盛です（笑）」

2019年5月から通い始めたAさんは、手術を受けるとき以外はずっと週1のペースで通い続けています。治療年数はすでに5年以上にもなりますが、三大治療に加えハイパーサーミアの治療を続けてきたことで、Aさんのお話にあったとおり、今までと変わらない生活ができています。がんの痛みもほとんどなく、抗がん剤の副作用についても、点滴の直後に1週間ほど倦怠感があるくらいだといいます。

今では体調も落ち着き、元気に週5日毎日会社に出勤して普通に仕事もこなせていて、なおかつ週1回はハイパーサーミア治療に通うことができています。職場の上司や同僚にも特に気を使われることはないそうです。

「がんが判明した頃は職場でマスクをしているのは私だけでしたし、抗がん剤の副作用で髪の毛が抜けてしまっていたので、いかにも病人、といういでたちだったんです。それが今はご飯をよく食べるようになったのでおなかも出ていますし、顔色も良くなりました。コロナ禍以降は周りもマスクをするようになったので、マスクをしていても違和感はなくなりました。今はもう治療をしていないのではないかと思われているかもしれません（笑）」

▼数ある治療の中から、ハイパーサーミアに出会えたことが幸運

Aさんは、がんと診断されてから会社側の配慮で身体への負担の少ない部署に異動したそうですが、今では健常者と変わらないペースで仕事をこなし、職場の同僚の接し方も以前と変わらないそうです。そうして生活の質を保ちながら精力的な毎日を過ごしているAさんに、これからハイパーサーミアの治療を受けようという方にメッセージをもらいました。

「私は父も母もがんになったことがありますし、がん患者の暮らしぶりは知っているつもりでした。しかし、そんな私でも、いざ自分ががんになったときには、『これからどうしよう』とうろたえてしまいました。がんの情報はあまりにも玉石混交すぎて、ウソか本

当かを見極めるのがとても難しく、その中から何かを選び取るにも勇気がいります。私の場合は幸い、妻がハイパーサーミアを見つけてくれて、クリニックで先生から説明を聞いて、保険が使えてお金もそれほどかからないのでやってみようかなと思えました。多少抗がん剤や放射線療法の副作用がありながらも、生活レベルも維持できているので、ハイパーサーミア治療を受けてよかったと実感しています」

▼担当看護師の声

Aさんは、私がこのクリニックで看護師として入職して間もない頃にハイパーサーミア治療を始めたので、一緒に成長してきたような印象があります。治療を開始した当初は「娘が成人式を迎えるまで生きたい」「娘が看護学校を卒業するまで生きたい」という小さな目標を胸に治療を続けてきましたが、もうその目標をとうの昔に過ぎてしまいました。

今うちのクリニックで治療をしている患者の中でも治療回数が特に多いAさんですが、治療開始した頃から見た目もまったく変わらず、使う抗がん剤が変わってもそこまで強い副作用があるわけでもないので、今も変わらず元気に過ごせているようです。本当は三大治療と併用しながらがんをなくすことができるのがいちばん良いのですが、これからもがんと共存しながら生活の質を下げることなく、ずっと治療を継続できればいいなと考えています。

◎Bさんの場合
（男性・膵頭部がん　ステージⅡA・手術療法と化学療法を経験）

▼先代の「明日すぐおいで」の一言がきっかけで膵臓がんが見つかる

私のクリニックの先代院長と同じ学校の先輩・後輩の間柄であり、一緒に介護施設を経営していたこともあったBさんとは、昔から親子ともども親交がありました。2017年2月のある日、ステージⅡの膵臓がんが見つかります。

「たまたまおいかわ内科クリニックの先代院長と飲みに行ったときに、私の白目が少し黄色く見えたようで『明日うちのクリニックにすぐおいで』と言われたんです。その翌日、検査を受けたのが、膵臓がんが見つかったきっかけでした。自覚症状は何もなかったので、彼のひとことがなければもっと発見が遅れていたと思います」

私のクリニックで膵臓がんと診断し、すぐに県立病院を紹介しました。同年4月29日には手術療法を受け、無事に成功。その後、周りから膵臓がんは再発リスクが高いこと、5年生存率もかなり低く（当時は）一桁台であることを聞かされました。そこではじめて「大変ながんになったんだな」ということを知ったそうです。ほかの人であれば大きくショックを受けそうなものですが、Bさんはもともと楽観的な性格だったこともあって冷静に受け止めていました。

「私は両親をがんで亡くしているので、自分も病気になるとしたらがんなんだろうなと漠然と思っていました。そのため、がんと言われても特に悲観的になることもなく、むしろ早く見つかって良かった、あとはお医者さんにお任せしようという気持ちでいました」

手術を終えて退院したあと、私のクリニックに戻ってきたBさんは、再発防止のために術後TS-1という抗がん剤治療を開始しました。化学療法や放射線療法と併用する場合、投薬や治療は主治医のほうで行い、ハイパーサーミア治療のみを別の医療機関で受ける、というパターンも少なくありません。しかし、私が消化器を専門にしていることもあって、消化器系のがん患者には希望があれば抗がん剤の処方も行っています。主治医の先生には「Bさんと先代院長との仲もあるから」ということで、県立病院の先生が術後の報告とともに「内服薬の処方もすべておいかわ内科クリニックでお願いします」という紹介状を書いてくださいました。ところが、抗がん剤を開始してまもなく抗がん剤の強い副作用が出てしまいます。食事が全然取れなくなり、体重が64kgから44kgまで20kgも減ってしまいました。骨と皮だけの身体になってしまい、あばらが浮き出た自分の姿を鏡で見るのもつらかったそうです。

▼ハイパーサーミア開始後、最初の頃は傷痕がヒリヒリ痛んだ

抗がん剤治療は半年ほどで終了し、その後は先代のすすめもあり、再発防止と身体を温めることによる免疫活性化効果のためにハイパーサーミア治療をすることにしました。県立病院の主治医の先生からも、特に反対はされなかったそうです。Bさんは先代院長と旧知の間柄ということもあり、ハイパーサーミアの導入前から先代がBさんに話をして、ハイパーサーミアの書籍も渡していました。そのため、その本に書かれていることについては予備知識をある程度持っていて、良いものなんだろうという印象は漠然と持っていました。ただ、実際にハイパーサーミア治療を受けてみると、最初のうちは手術の傷痕が非常に痛かったと言います。

「手術のあと、腹部の傷痕に下着やシャツがすれても痛みを感じる時期が長く続いていたのですが、ハイパーサーミア治療を受けるときもその傷痕が圧迫されて痛くて痛くて。それが40分も続くので、最初の1～2カ月は毎回治療を受けるのが難行でした」

治療は定期的に受けたほうがよいと考えたBさんは、痛みをこらえながらも毎週通い続けました。Bさんが通い始めた当時は温熱を当てる部位に超音波検査のときに塗るエコーゼリーを塗って、そこにじかに電極を当てていました。そのため、Bさんが痛みを感じるときは再度ゼリーを塗ったり、ワット数を調整したりするしかありませんでした。オーバーレイボーラスを導入してからは、痛みを感じることはなくなったそうです。

▼趣味のゴルフも家庭菜園も楽しめるように

現在は治療開始後7年を過ぎて、8年目に突入しました。現在は以前ほどではありませんが体重がある程度戻ったうえに体調も良く、腫瘍マーカーの数値も正常値を維持しています。県立病院の腹部CTの所見からも、リンパ節のさらなる縮小効果が認められています。県立病院のほうでは術後からずっと経過観察が続いていましたが、7年経ってようやく「経過観察期間が終わったので卒業です」と主治医から宣言を受けました。

ハイパーサーミア治療を続けてきて、体調も右肩上がりに良くなってきたBさんは、今ではゴルフや家庭菜園などの趣味活動を楽しめるほどまで体調が回復してきました。体重のほうも57～58kg前後まで戻りました。前より細くはなったものの、今の体重がちょうどいいので、これ以上増やさないようにがんばってキープしていくつもりだといいます。

現在は、夏の暑い時期には1～2カ月ほど治療をお休みしながら、週1回のペースで通っています。それだけ間を空けても、血液検査等の数値も体調もほとんど変わらず過ごせています。今のところ再発もありません。

「自分でも本当に鏡を見るのもつらいほど痩せてしまった時期がありましたが、今は体重がある程度戻って体調も良くなり、充実した毎日を過ごせています。最近は、会う人から口々に『手術の直後に会ったときにはもう長くないんじゃないかと思ったけど、ずいぶん体調が戻ったね』と言われるくらいです。ここまで元どおりの生活が送れるようになったのも、ハイパーサーミアのおかげかなと思っています」

現在は週1回のペースでハイパーサーミア治療を受けながら、自由気ままな時間を過ごしています。Bさんは以前会社をいくつか経営しており、現在は第一線を退いて社長業はしていないものの、会社に籍は残っているそうで、週1~2回ほど社員の様子を見に会社に顔を出しています。そのほかの時間は趣味に打ち込んだりしながら充実した時間を過ごしています。

ハイパーサーミア治療を受け続けてきて、体調の良さを実感しているBさんは、がんと診断された知り合いにはハイパーサーミア治療をすすめているといいます。ただ、知り合いの中には、ハイパーサーミア治療を希望しても、主治医と意見が合わなかったので結局治療を断念してしまった人もいるそうです。「医者の中でもハイパーサーミアのことを知っている人はまだ少ないので、口コミだけでは良さを伝えるのは難しいのかもしれない」とBさんは言います。

このお話を聞いて、もっと世の中に広くハイパーサーミアのことを知ってもらうために力を入れていかなければならないなと決意を新たにしました。最後に、現在がん闘病中の方やハイパーサーミア治療に興味を持ってくれている人々へのメッセージをお願いしました。

「私は病気になったら信頼できるお医者さんにすべてをお任せするタイプです。いろんなお医者さんがいろんな治療法をすすめていますが、その中から何を選び取るのかについては、最後は自分で決断しなければなりません。いろいろと心配なこともあるかもしれませんが、複数の人が『効果があった』と言っているような治療法があれば、ぜひ試してみるべきだと思います。なので、がんになった方には一人でも多くハイパーサーミア治療を試していただきたいですね」

▼担当看護師の声

Bさんは私の入職する2年前からずっとハイパーサーミア治療に通っている方です。私はBさんの体調がだいぶ安定してきてから治療を担当するようになったので、そこまで見た目に大きな変化はありません。しかし、ハイパーサーミア治療を始めた頃は、Bさんのお話の中にもあったように手術の傷痕が痛んだり、その後も体調によっては痛みが出たりと苦労されたようです。

膵臓がんというステージⅠで見つかっても5年生存率が5割程度しかなく再発リスクも高い病気になったにもかかわらず、今はすっかり体調も回復されました。治療のときには、いろんなところに行ったり、ゴルフをしたり、お酒を飲んだりと自由に過ごしているお話をいつも聞かせてもらっていますが、お話を聞くにつけて「本当に体調が良いんだな」といつも思っています。手術療法や化学療法を経てハイパーサーミアで再発もなく7年が経過し、現在は8年目に突入しているので、このまま無事に再発もなく過ごしていただきたいですね。

◎ Cさんの場合
（男性・膵体部がん　ステージⅣB・多発肝転移あり・手術療法と化学療法を経験）

▼膵臓がんと診断され手術を受けたあと、今度は多発肝転移が見つかる

Cさんは2020年3月上旬に膵臓がんの疑いで県立病院に入院し、その翌々月の5月上旬に手術を受けました。その際、主治医から膵臓の3分の1と脾臓を切除したと言われたそうです。そのまま経過観察となり、1年ほどは無事に過ごしていましたが、翌年の

2021年7月に今度は多発肝転移が見つかります。そこで、抗がん剤治療を始めることとなりました。気になるのが副作用ですが、Cさんの場合は最初のうちは体毛が全て抜けてしまったものの、あまり深刻な副作用は出なかったそうです。

「よく話に聞くような吐き気だとか食欲不振だとか発熱というのはなかったですね。化学療法をしたら必ず副作用が出るわけではないそうですが、病院のドクターもおかしいなあとは言ってましたね。もともと持病がほかにもあるから、気にならなかっただけかもしれないけれど」

抗がん剤の副作用の強さは投与する量にも左右されるのですが、県立病院ではCさんが高齢であることもあって、抗がん剤の投与量を低用量にしていたそうなので、普通の量を投与するときほどの副作用が出なかったのかもしれません。

ただ、膵臓を切除した影響でインスリンの分泌量が減少し、糖尿病になってしまったそうで、化学療法やハイパーサーミア治療と並行して、毎日自分で注射を打つインスリン療法も行っています。

▼延命処置をしてもあと2年……だからなんでもやってみよう

Cさんは地元紙である岩手日報という新聞を購読しているのですが、たまたま「がん征圧月間」と書かれた新聞の一面広告を見つけたことがきっかけで、ハイパーサーミアを知りました。そこには、「ハイパーサーミア」という名前とともに、岩手県で1カ所だけハイパーサーミア治療が受けられるらしいということが書かれていました。ハイパーサーミアのことはまったく知らなかったものの、興味をもって私のクリニックを受診することにしたのです。

「膵臓がんのステージⅣと診断されて手術は受けたものの、ドクターからは『何もしなければあと1年、延命措置をしてもあと2年しか生きられないよ』と言われていました。肝臓への転移が分かってからは抗がん剤治療をしていたのですが、何年も同じ治療をするのだったら別の治療もしたいし、がんに良さそうなものなら何でもやってみようと考え、ハイパーサーミア治療を受けることにしました」

県立病院の紹介状によれば、いったんは抗がん剤が効いたものの、少しずつ薬剤耐性ができてきたため効果が弱くなっていき、同時に副作用のほうが目立ってきてしまいました。Cさんはその頃少しずつ腫瘍が大きくなり、腫瘍マーカーの数値も上がっていました。また、そのときに使用していた抗がん剤もだんだん効かなくなっていたそうです。そのため、ハイパーサーミア治療を受けようと決意したのです。まずは私のクリニックで説明を聞くために、病院の主治医に紹介状を書いてもらいに行きました。主治医もハイパーサーミアのことをよく知らなかったとはいえ、当時はもう余命がいくばくもないと思われたことから、特に反対されることはなかったそうです。

主治医には化学療法は引き続き県立病院で受けたいと申し出たものの、「化学療法もハイパーサーミア治療を受けるところでやってもらってください」と言われたそうです。当時のことをCさんはこのように振り返ります。

「要するに（私の状態が）難儀だったということなんでしょう。腫瘍マーカーの数値も上がってきていたから、何か抗がん剤以外の治療ができないのかなと思っていても、病院のドクターからは何も提案はありませんでしたね。こっちは知識もないもんだから、具体的に何をやってくれっていうのは言えなかったんだけども」

▼おなかは冷えるけど熱を当て始めると全身着替えが必要なほど汗が出る

その後、主治医に書いてもらった紹介状を手に、私のクリニックに来院したCさんは、ハイパーサーミアの説明を受けて、治療を開始します。治療前には特に心配や不安はなかったものの、「これががんに効くのかな」と思ったこともあったそうです。

「治療を始めるときには冷たい水の入った緩衝材をおなかに乗せるから冷えるんだけど、熱を当て始めるとだんだん身体に熱を帯びてきて汗が出るんだ。何もせずに40分間過ごすんだったらいいんだけど、ハイパーサーミア治療だと全身着替えなければ外には出られないくらい汗をかくから、すっきりする感じはしないなあ。ハイパーサーミア治療はこういうものだと頭では分かっているものの、いつも早く終わらないかなと思いながら治療を受けています（笑）」

Cさんは最初ハイパーサーミア治療のみを行っていましたが、まだ比較的元気そうな様子だったことから、ハイパーサーミア治療と、以前病院で投与していた抗がん剤を併用してみないかと提案しました。そこで、化学療法とハイパーサーミアの併用療法を開始します。現在使用している抗がん剤は、2週投与して1週休む、というスケジュールなので、それに合わせてハイパーサーミア治療のほうも、2週連続治療をして1週休むというペースで行っています。

Cさんは自分で車を1時間運転して通院していることから、低用量にして投与しています。低用量であることと、ハイパーサーミア治療で副作用を抑えられていると思われることから、副作用らしい副作用は今のところ起きていません。

「抗がん剤もやってるけど、普段どおりの生活もできているし、自分で自分のことはできているし、ハイパーサーミア治療を受け始めたときと体調はあまり変わらないね。きっと頑丈なんだ（笑）」

▼農家はやめたが、農作業を続ける毎日

Cさんはがんのほかに糖尿病・脊柱管狭窄症・高血圧の持病があるため、私のクリニックのほかに、3カ所の病院に通っています。そのかたわら、農作業をずっと続けているそうです。

「がんになって農家はやめちゃったんだけど、農地の管理は続けています。朝は5時に起きて6時頃に朝食を取って、少し休んでから雑草を刈ったり、刈った雑草を焼いたり、トラクターで田んぼを掘り返したりする日々を送っています。雑草をそのまま伸び放題にしておくと虫がわいたり、周りの田んぼや畑の作物が病気にかかったりするからね。周りの農家に迷惑をかけないためにも、生きているうちはずっとやらなければという思いで続けています」

80歳を過ぎても、毎日農作業をして身体を動かしたり、自分で車を運転してあちこちの病院に通院したりするだけの体力があるCさんは、がんになる前と変わらない生活を送れています。見た目には余命宣告をされているようには見えませんが、これだけ元気に生活ができているのは、ハイパーサーミア治療が功を奏しているからかもしれません。最後に、Cさんからも今がん闘病中の方やハイパーサーミア治療をこれから受けてみようと思われる方にメッセージをいただきました。

「病院の主治医には『延命措置をしても2年』と言われたけれど、もう3年以上生きているっていうことは、ハイパーサーミアのおかげということになるのかなと思います。もう年も年だから、これ以上何を望むというわけでもないけれど、今の生活を一日でも長く続けられればいいなというのが私の願いです。私のような年でステージⅣのがんを抱えながらでも、寝たきりになるのではなく普段の生活を維持できる方法があるというのは、がん患者にとって励みになると思います」

▼担当看護師の声

2021年に多発肝転移が判明してから、いろいろな治療法を試してきましたが、温熱療法を希望してうちのクリニックに来院し、現在まで通ってくれています。病院で積極的な化学療法をしているうちに効果が少なくなったので、いったん終了してしまったと聞いていますが、病院からこちらに移ってきて再び化学療法を低用量で始めました。Cさんに化学療法を行う目的は、がんを小さくするということではなく、日常生活のさまざまなことをできるような体力を残しながら長く生きていただくことと考えています。腫瘍マーカーの数値は少しずつ悪くなっているので腫瘍も少しずつ大きくなっていると思いますが、それでもCさんはとても元気に毎日を過ごしています。これだけ元気に動けるのは、ハイパーサーミアのおかげだと信じたいですね。普通の生活が送れる今の状態が一日でも長く続くよう、これからも治療していけたらいいなと思います。

Dさんの場合
(女性・大腸がん　ステージⅣBと肺腺がんのダブルキャンサー・多発肝転移あり)

▼看護師の息子が探し当てたハイパーサーミア

大腸がんが見つかって手術をしたものの、多発肝転移も肺腺がんも見つかり、もうステージⅣで手術もできず、延命のための抗がん剤治療しかできないと主治医から告げられます。そんなとき、自衛隊で看護師をしている息子さんが探し当てたのがハイパーサーミアでした。息子さんは全国のあちこちに転勤してしばらく不在だったそうですが、たまたま地元に戻ったときに熱心に調べてくれたんだそうです。

「たまたま車で15分ほどのところに住んでいたこともあって、『こんな近くにクリニックがあるんだから、すぐ行っておいで』と息子に言われて、クリニックの門をたたいたのがハイパーサーミア治療を受けることになったきっかけですね」

そこから、Dさん自身もインターネットでいろいろハイパーサーミアについて調べたり、実際に治療を受けた人の体験談の動画を見たりしました。ハイパーサーミアに対して抱いた第一印象は、「岩盤浴みたいだな」というものだったそうです。

「昔、岩盤浴が好きでよく行っていたし、機械もCTのような感じだったので、全然問題なさそうだと思いました。インターネットでハイパーサーミアの体験談を語っている人の動画も見てみたのですが、これだったら私でも大丈夫だなと確信を持ちました」

ハイパーサーミア治療に対して不安や心配はまったくなかったというDさんは、私のクリニックで提供したハイパーサーミアの資料を手に、早速大学病院の主治医のもとへ行きました。そのときはちょうど抗がん剤治療を始める直前というタイミングだったこともあり、主治医にハイパーサーミアと化学療法を併用してもよいかどうか相談したところ、快諾してもらえたそうです。

「主治医からは『もう延命治療しかできなくて治る見込みはゼロなので、ご本人が納得して受けられるのであれば何でもしてみてよいのではないでしょうか』と言っていただけました。理解のある良い先生に巡り会えました」

もし、抗がん剤治療を続けていて治るめどがついていたら、OKがもらえたかどうかは分かりません。しかし、Dさんの場合は治る見込みがないということもあって主治医の理解も得られたため、安心してハイパーサーミア治療を始めることができました。

▼抗がん剤治療に比べたら断然ラク、こんなにラクでいいのかな

Dさんがハイパーサーミア治療で「良さそう」と考えたポイントは3つありました。それはすなわち、痛みがない・身体に負担がかからない・汗をかくだけの3つです。初め

てハイパーサーミア治療を受けてみたときは「こんなのでいいのかな」と思ったそうです。

「抗がん剤治療がとてもつらかったので、それに比べれば断然ラクでしたね。こんなにラクでいいのかなというくらい。40分間台の上で寝ていて汗をかくだけなので、担当の看護師さんとずっとおしゃべりできるし、寝ていてもいいし。うっかり熟睡してしまったこともありますが、たぶんいびきはかいていないと思いますよ（笑）」

ただ、治療を受けた日の夜に具合が悪くなることがあったそうです。それはDさんの過敏な体質によるものでした。温熱を当てる部分には、体表面の温度が上がりすぎないようにオーバーレイボーラスに水を入れて冷やしながら治療をするのですが、その水がDさんにとっては冷たすぎたようです。そこで、治療で冷やしたところを治療後に温めるようにすると、体調が悪くなることはなくなりました。現在は治療の際にオーバーレイボーラスの中の水温を5℃から15℃に上げるなど調整をしています。ハイパーサーミア治療を受けた日は汗をかいて身体が少しだるくなるので一日横になっているそうですが、次の日からは身体が軽くなって普段どおりの生活ができています。

▼抗がん剤治療をやめる決断をする

ハイパーサーミア治療に通い始めた当初から1年半ほどは、化学療法とハイパーサーミア治療を併用していました。化学療法は大学病院のほうで行っていたので、大学病院の先生と相談のうえ、通常の半分の量を2週に1度点滴投与して、投与しない週にハイパーサーミア治療を受ける、というスケジュールで治療を進めていました。そんな中、一度だけ腫瘍が消失に近いところまで劇的に小さくなりました。ちょうどそのとき、出産を控えていた娘さんのお手伝いのために、Dさんは抗がん剤治療を2～3カ月休んで上京。主治医からは「抗がん剤が切れたらどうなるか分からない」と言われたものの、もう次はないだろうからと、娘さんに付き添うために休薬を決断したといいます。

しかし主治医の予想どおり、休薬している間に、また徐々に腫瘍が大きくなってきてしまいました。そこで、東京から盛岡に戻ってきたあと、主治医の提案で抗がん剤を普通の人と同じくらいの量を投与することになりました。ところが、そこから副作用で非常につらい思いをしたそうです。

「投与1日目はまだ平気なのですが、2日3日と経ってくるとだんだん体調が悪くなって歩けなくなって、トイレにも行けなくなるんです。病院に電話すると『来てください』といわれるんですが、そもそもベッドからも起き上がれる状態になくて。そういうことが2回続いたので、このまま抗がん剤治療を続けていくのはもう無理だと思いました」

Dさんが「抗がん剤治療を続けるのが無理」と思った理由はほかにもありました。抗がん剤治療を続けているうちに、血管障害が起きて点滴や薬剤を入れるための針が刺せなくなってしまったのです。抗がん剤のせいで血管が老朽化して細くなり、ついには見えなくなってしまいました。そのため、今は鎖骨のあたりにCVポートという器具を皮膚の下に埋め込んで、太い血管に直接薬剤を入れています。ポートが詰まらないよう、私が紹介したクリニックで3カ月に1回ポートフラッシュをしてもらっています。

そのほかにも、抗がん剤の副作用で顎や首の骨が溶けるということもありました。ある日、奥歯がグラグラしはじめ、痛くなってものがかめなくなってしまい、歯科に行ってレントゲンを撮ると、右側の顎骨が半分溶けてなくなっていて驚いたそうです。奥歯は抜かなければならない状態でした。しかし、過敏な体質ゆえに麻酔の注射も打てず、奥歯をたった1本抜くためだけに全身麻酔して抜歯しました。

その次には、肩がどうしようもなく凝って痛みも出てきたため整形外科に行くと、頸椎の右側の一部の骨がほとんどなくなっていることが分かりました。それで反対側に負担がかかって痛みが出たのです。それらもすべて抗がん剤の副作用によるものでした。

そうしたことが重なって抗がん剤治療を続けていくのが怖くなったDさんは、2022年9月に家族会議を開いて抗がん剤治療をやめる決断をします。

「私が抗がん剤の副作用でベッドから起き上がれない姿を見て、家族も病んでしまっていました。このままもっと骨が溶けて寝たきりになってしまったら、もっと家族に迷惑をかけてしまう。治る見込みがあるのならがまんして続けるのですが、治らないのであればもう家族にこれ以上負担をかけたくないと考え、抗がん剤治療をやめる決断をしました。とはいえ、やめるのにも勇気がいりましたね」

▼現在はハイパーサーミア単独で治療を続ける

抗がん剤治療をやめてからは、副作用で体調が悪くなることはなくなり、顎の骨が減っていたのも増えてきて、抜かなければならないと言われていた歯も抜かずに済みました。首の骨も復活してきたので、骨が溶けたのはやはり抗がん剤の影響だったのだとあらためて実感しました。「今度はどんな症状が出てくるのか分からない」という恐怖から解放され、「抗がん剤治療をやめてよかった」と心から思えたそうです。ハイパーサーミア治療は強い副作用もなく安心して受けられるので、Dさんの家族の希望にもなっています。

現在、がん治療のために受けているのはハイパーサーミアのみです。そのためか、腫瘍マーカーの数値も少しずつ悪くなってきていて、腫瘍も大きくなりつつあります。その影響もあって一度にたくさんは食べられなくなっているそうですが、小分けにすれば食べられるので、身の周りのことは自分でできますし、自分で車を運転して通院もできています。また、お茶のお稽古やコーラスグループの練習に行ったり、バザーをするボランティア活動に参加したりと末期がんの患者であることが分からないくらい、Dさんは非常に精力的な日々を送っています。

「だって、家族には最期まで普通に生活している姿を見せたいじゃないですか。これらの活動があるから、張り合いのある毎日を送れるんですよね。実はステージⅣのがんと診断されたときに、もう長くないと悟って友達にお別れの手紙を書いたんですが、4年経ってもまだこんなに元気に生きています（笑）。本当にありがたいです」

2020年12月の段階でステージⅣの診断を受けたとき、主治医からは「何もしなければ余命半年、抗がん剤治療をしてももって2～3年だろう」と言われていました。そのため、ステージⅣのがん患者でありながら、これほど活発に動けていることは周りから奇跡だと言われているそうです。

最後にDさんからも、現在がん闘病中の方や、これからハイパーサーミア治療を受けてみようとする人に向けたメッセージをいただきました。

「まずは一度治療を受けてみてほしいですね。だって、受けてみないことには合うかどうか分からないから。ハイパーサーミアは保険が使えるので、ハードルも低いと思います。治療と考えると二の足を踏んでしまうかもしれませんが、ただ40分間寝ているだけなので岩盤浴の感覚で受けられます。副作用があまりないのも大きいですよね。だから、『ちょっと岩盤浴に行こうかな』くらいの気軽な気持ちで受けてもらいたいですね」

▼担当看護師の声

治療している側としては、「抗がん剤治療をやめる」と聞いたときにはちょうど腫瘍が小さくなっていた時期だったので、できれば抗がん剤治療とハイパーサーミア治療の併用を続けてほしいなという思いはありました。

しかし、抗がん剤治療をやめてからはますます元気に生活されている様子をいつも見ているので、Dさんにとってはハイパーサーミアだけで延命につながる効果が出ているのでしょう。あらためて生き方を聞かせていただき、とてもプラス思考で明るく生きていて素晴らしいなと思いました。

ここに登場してもらった患者は、がんの治療を受けながらも比較的元気な患者ばかりです。私のクリニックに通う患者の中には、通院するのもやっとという人もいますし、いったんはハイパーサーミア治療で持ち直したものの、残念ながら亡くなってしまった人もいます。しかし、ハイパーサーミア治療を続けた人は、ここに登場してもらった患者のように、最期までQOLを維持しながら家族や友人と過ごしている人が多い印象です。

第5章

患者がひとりでも救われる未来へ

ハイパーサーミア治療を受けられる病院を増やす

◎ハイパーサーミアとの出会いから導入に至った経緯

ハイパーサーミアの治療装置「サーモトロンRF８」を導入したのは、２０１７年です。先代院長である父がまだ存命だった頃のことです。もともと導入した背景には、もう治療の手立てがなくなったがん患者から「先生、何かできることないかね」とたびたび相談を受けていたことがありました。

私のクリニックから３００メートルほどの距離のところに、岩手県の中でも最先端の治療を行っている県立病院があります。地元でも大きな病院なので、がん患者ではその病院で治療を受ける人が多くいます。ただ、がんの診断を受けて三大治療を行ったものの、ステージが進んだり薬剤耐性ができて化学療法がもうできなくなったりして、「もうできることは何もないから、あとは緩和ケアしかないね」と宣告される患者もいます。そのままその言葉を受け入れて緩和ケアに移行する人や、ショックのあまり、父のもとに「何かできることないかね」と訪ねてくる患者は少なくありませんでした。もちろん、県立病院でそのような宣告を受けた人が全員父のところに来るわけではなく、インターネットで調べて他県の病院で自費診療を受ける人や、東京の国立がんセンターまで行く人、そこまではせず、ゆっくり死を受け入れながら自宅で過ごした人もいるかもしれません。

父はそんな患者たちのために何かできることがないか手立てを探していたところ、アラビノキシランというサプリメントに出会い、興味を示しました。アラビノキシランとは米や小麦などの穀類に含まれるヘミセルロースという成分を使って作られたもので、免疫細胞を増やし免疫を強化して抗腫瘍効果のある物質を産生するサプリメントです。私の父はそれをがんと闘うための手段として、心のケアを兼ねて自費で処方していました。当時の私は、金沢医科大学を卒業して以来、岩手医科大学など岩手県内の大学病院や基幹病院で働いていたものの、父の年齢を考慮して実家に戻り、父と一緒に働き始めた頃です。私も数例、同じように治療の手立てがなくなったがん患者に対し、アラビノキシランを処方してみたことがありました。その一方で、「ほかにもっとがんに効果のある治療の選択肢がないのか」と父も私も模索する日々がずっと続いていました。

そんなある時、もともと付き合いのあったあるメーカーの人が「この間、学会に行ったときに、がんの治療に使えそうな面白そうな機器がありましたよ」とパンフレットを持ってきてくれました。それが、ハイパーサーミアの治療装置だったのです。実はハイパーサーミアの治療装置は学生の頃に一度、中国で学会に参加したときに見たことがありました。そのときは「こんな窯みたいなところに身体を入れて、ラジオ波を使って治療する機器なんてあるんだ」「大きいし、CTみたいな機器だな」という感想を持ちました。しかし、逆に言うと当時はその程度の認識だったので、見たことすらすっかり忘れていたのですが、パンフレットを見て「これ大学生の頃に見たことがある」と思い出したのです。あらためて値段を聞くと1億円以上するというので、「やれたらいいけれど、1億円は高いよね。うちでは無理だな」と考え、パンフレットをもらう程度で導入しようという話にはなりませんでした。それからしばらく経って、日本ハイパーサーミア学会という学会の存在を知り、温熱療法に取り組む施設があるんだなと認識し始めた頃、父も私も大変お世話になった設計士のEさんが膵臓がんを患ってしまったのです。

彼はもともと父の同級生で、私が子どもの頃から家族ぐるみでお付き合いのあった方でした。父の代に最初に建てたクリニックを設計してくれたのも、私が父から事業承継して現在診療しているクリニックの建物を設計してくれたのもその人でした。私の経営する医療法人には介護施設もあるのですが、私が高校生の頃に父が介護施設を建てるときには「介護は北欧のほうが進んでいるから、北欧の介護施設を見に行こう」と誘ってもらい、E

さん一家と家族旅行を兼ねてヨーロッパへ見学に行ったこともあります。昔からそういう仲だったことから、私が父から事業承継して新しくクリニックを建てるときには「寛太君のために設計してあげたい」と言われ、「ぜひお願いします」と言って建ててもらったのです。今、クリニックのホームページに載せているのがその建物ですが、白・赤・グレーを基調とした周りから見ても目を引く近代的なデザインの外観になっています。クリニックの建物は患者の第一印象を左右するので、集患の要になるものです。こんなにおしゃれな建物を建ててもらったことに、今でも感謝しています。

そのEさんのがんを私が見つけることになったのです。診断したときにはすでにステージⅢとなっていたため、すぐに近くにある県立病院に紹介し、手術となりました。その後化学療法が始まったのですが、父と私は「お世話になったEさんのために、感謝の意味も込めて何かできることはないか」とその間ずっと話し合っていました。そんなときに、「そういえばハイパーサーミアってあったよね」ということに思い至ります。県立病院の患者からも「何かできることないか」と相談されていた過去もあったことから、「ちょっと高いけれど、Eさんのためにもハイパーサーミアの治療装置を入れようか」という話になったのです。

しかし、装置を入れるにしても治療の仕方がまったく分かりません。そこで、現在使っている機器のメーカーである山本ビニターに「装置を導入するにあたって何を準備してどう進めていけばいいのか知りたいので、実際に治療を行っている施設を紹介してほしい」と問い合わせたところ「そうであればもうこの人しかいない」と、京都にある医療法人千春会ハイパーサーミアクリニックの院長を紹介してもらったのです。それが、私がハイパーサーミアの師と仰ぐ近藤先生でした。

すぐに段取りをして京都に向かい、近藤先生のクリニックを訪問しました。午前中は実際に治療している風景を見学させてもらい、午後には近藤先生から直々に講義を受けました。講義では、近藤先生自作のスライドを見ながら、今までどんな患者に治療をしてきたのか、保険適用にするためにどのような努力があったのかについて、みっちり学びました。私が学びに行ったのはその1日だけでしたが、近藤先生は非常に情熱的な方だったので「あぁ、すばらしいなあ」とすっかり感化されてしまいました。当時は北東北にはハイパーサーミアの治療装置を導入している医療機関は1カ所もなかったので、近藤先生から「及川先生、ぜひやってみてください」とすすめてもらいました。そこで思い切って購入を決断しました。しかし、実際に治療を担当するのは看護師のため後日、1週間のハイパーサーミ

ア の研修や、山本ビニターが企画するトレーニングプログラムに派遣して、治療の仕方を学んできてもらいました。

その後、代理店を通して治療装置を導入し、最初の2～3カ月は1例ずつ丁寧に実践を積み、慣れてきたらクリニックのホームページで公開して啓蒙活動をしながら予約を増やしていこうという方針で治療を開始しました。患者の第1号はもちろん、Eさんです。化学療法とハイパーサーミア治療を併用しながら治療を進めました。しかし、導入したときにはすでにかなり進行していたため、彼の場合はハイパーサーミア治療をするには遅すぎたというのが正直な感想です。実際に、Eさんにハイパーサーミア治療を受けてもらえたのは最初の2カ月だけでした。ただ、Eさんのかかったがんは、膵臓がんという悪性度の高いがんだったこともあります。膵臓がんや私の父もかかった小細胞肺がんなどは治療法が十分ではなく、なおかつ治療をしても転移や再発リスクが非常に高く、悪性度の高いがんとして医師の間では有名です。この2カ月間にも腫瘍は大きくなっていったので、ハイパーサーミア治療をもってしてもそうした悪性度の高いがんの進行は抑えきれませんでした。

後半はだいぶ食事も取れなくなっていたこともあり、ハイパーサーミア治療の開始から

2カ月経つ頃には「もうこのハイパーサーミア治療もつらくなってきたから、あとは家でゆっくり過ごしたい。寛太君、ありがとうね」という申し出があり、治療を終了しました。その後、ほどなくしてEさんは亡くなりました。私のクリニックにハイパーサーミアの治療機器を導入したのは、こうした経緯があったからでした。

なぜハイパーサーミアはこんなに知られていないのか

▼治療装置を持っている施設が少ない

ハイパーサーミアは1990年に放射線療法との併用を条件に電磁波温熱療法として保険適用となりました。その後、1996年には化学療法との併用、そしてハイパーサーミア単独でも保険適用となりました。そのように、30年以上前から保険収載されている治療であるにもかかわらず、現在稼働しているハイパーサーミアの治療装置は全国で120台ほどしかありません。一方、「がん情報サービス」のウェブサイトによれば、2023年6月時点ではがんの診療を行う病院はがん診療連携拠点病院等456施設、小児がん拠点病院6施設、拠点外病院389施設の合わせて851施設あるそうで、計算すると割合にして10施設中1～2施設しかハイパーサーミアの治療装置が導入されていないこととなります。がんの診療を行っている大学病院や基幹病院のレベルでもあまり持っていないのに、個人経営のクリニックで治療装置を持っているところとなるとほとんどありません。がん患者であっても、ハイパーサーミアの治療装置を持つ病院やクリニックに行ったことのある人のほうが少ないのではないかと予想されます。２０２３年3月にハイパーサーミア診療ガイドラインができましたが、抜本的に知名度を上げるようなことにはなっていません。ただ、毎年5～10施設ずつは導入するところが増えているようで、山本ビニターに聞いたところによると、毎月引き合いや問い合わせがあるそうです。そのため、治療機器の普及にはある程度寄与したという自負もあります。

▼医師がハイパーサーミアを知る機会が少ない

治療装置を持つ病院が少ないので、医師がハイパーサーミアのことを知る機会もありません。大学の医学部や医学研究科でも、三大治療のことは学んでも、ハイパーサーミアのことは学びません。私も大学時代・大学院時代を振り返っても、学会に参加したときに見たことがあるだけで、ハイパーサーミアという言葉すら聞いたことはありませんでした。

医師でも知らないのですから、がん患者の間にも認知が広がっていかないのは当然だと思います。このことについて、私のハイパーサーミアの師である近藤先生の著書『ガンになってもあきらめないで！　注目されるハイパーサーミア（温熱療法）の効果』（147ページ）で次のように嘆いています。

「ガン治療と言えば手術・放射線療法・化学療法による〈標準治療〉が中心で、医学教育でもこれらを重視しますから、ほとんどの医師が標準治療以外のガン治療に関心を持とうとしないのです」

昔、十三代目市川團十郎さんの妻でアナウンサーの故・小林麻央さんが乳がんになったときにハイパーサーミア治療を受けたというニュースが流れたことがありました。そのときは、メディアで話題になったので、医師の間でも話に出ることはありました。また、私のクリニックの患者からも「ハイパーサーミアって何？」と聞かれて「実はうちにもあるんだよ」と話したことがあります。でも、話題にのぼったのはそのときくらいで、今はメディアでも取り上げられることはありません。医者になって20年以上経つようなベテランの先生でも、ハイパーサーミアを知らない人は多いのではないかと想像します。しかし、先ほども説明したように、大きな病院でハイパーサーミアの治療装置を導入するところが増えることで、ハイパーサーミア治療が保険収載されている立派な治療方法の一つであるとの正しい理解が、がん診療に携わる医師の間にも広がっていくことを期待しています。

▼治療装置が高価である

治療装置を持っている施設が少ないことや医師の間に認知が広がらないこととも関連しますが、治療装置の値段が高いこともハイパーサーミア治療が普及しない原因の一つです。ハイパーサーミアの治療装置は、1台あたり1億円ほどします。これは製造コストが高いというのもありますが、国内に製造しているメーカーが山本ビニターと庄内クリエート工業の2社しかないことも背景にあります。2社しかないために価格競争が起きないので、値段が下がらないのです。また、導入後にも部品の交換やメンテナンス等で相当なお金がかかります。

それだけ導入コストや維持費がかかるにもかかわらず、治療は保険適用なので、コストに見合うだけの収入を得ることが難しいのが実情です。どの医療機関でもそうですが、どのような治療装置を入れるときにも、「1日○人治療すれば1カ月でこれくらいの収入を上げられて、これくらいの利益が出るから、○年後には払った値段をペイできそうだ」という予測を立てます。しかし、ハイパーサーミアの治療装置の場合は、なかなかペイできません。1回の治療に着替えの時間を含めると1時間ほどかかりますし、その間看護師等がずっと患者につきっきりになるのでその分人件費もかかります。ほかに、化学療法や自費診療のメニューが充実していて、そこで十分な収入が確保できるのであれば、ハイパーサーミア治療のほうが赤字でもやっていけるかもしれません。大学病院や地域の基幹病院のように、十分な財政基盤があればまた違うかもしれません。しかし、多くの病院やクリニックでは収入とコストを考えると見合わないので導入をためらうところも多いのだろうと思います。がんの治療に携わる医師なら「がんの患者を救いたい」という思いは誰もが持っていますが、思いだけではどうにもならないこともあるのです。

私のクリニックでも最初は高額のあまり導入には至りませんでしたが、思い切って導入することにしたのは、価格のことよりも目の前の恩人を救いたいからという思いがあったからです。保険診療なので収入面で大変なことはありますが、後悔はまったくしていません。治療を受けに来る患者やその家族の顔を見たり、話を聞いたりするにつけ「導入してよかった」と実感しています。患者やその家族の笑顔が、私やスタッフにとって一つの報酬です。

◎ハイパーサーミアに対する懐疑的な意見とは

ハイパーサーミアのことをよく知らない医師が多いゆえに、ハイパーサーミアに対して「そんなものは効かない」と決めつける人が多いのだと思います。2023年に刊行された『ハイパーサーミア診療ガイドライン』には、さまざまながんに対して化学療法や放射線療法のみの場合とハイパーサーミア治療を併用した場合での治療効果の比較が書かれていますが、三大治療との併用でもハイパーサーミアを強く推奨するものはありません。

▼RECIST 1.1から外れてしまうのではないか

少し専門的な話になりますが、がんの診療の世界では、固形がんの治療が効いているかどうかを判定するための評価基準「固形がんの治療効果判定のための新ガイドライン（RECISTガイドライン）」というものがあります。このガイドラインは主に画像検査を利用して腫瘍の大小を判定するときに用いられるもので、多くの薬剤の有効性の承認を得るための臨床試験にも参照されてきました。このガイドラインは2000年に公表されましたが、さまざまな疑問点や問題点があったことから、6500例を超えるデータベースでの評価やシミュレーション研究、文献レビューをもとに、のちに改訂版となるRECIST（レシスト）1.1が作られました。

RECIST1.1とは、簡単に言えば「この基準から外れる症例の治療はやめよう」と医師同士で決めたルールのことです。がん以外の治療でもそうだと思いますが、がんの治療は医師の裁量で抗がん剤や分子標的治療薬をはじめ膨大な医療費を使えてしまう治療です。お金持ちはいくらでもお金をかけて高額な治療を受けることができますが、貧しい人はそうはいきません。お金持ちには治療ができて、貧しい人には治療ができないというわけにはいかないので、一定の線引きをしようということがこのRECIST1.1が定められた背景にありました。ただし、このRECIST1.1はあくまでも治療をやめるときの一つの目安であり、法律でもなんでもありません。そのため、この基準を超えたら絶対に治療をやめなければ法律違反で罰せられるというものではないのです。

ハイパーサーミア治療は末期がん患者の人生の最期までできる治療なので、このRE-

CIST1.1から外れてしまうのではないかという意見があります。そういう意見に対しては「ハイパーサーミア治療は保険が適用される治療なのだから、医療費もそんなにたくさん使わないし、効果があるなと医師が判断した患者に対してはやってみてもいいのではないでしょうか」と言いたいです。大学病院に勤務していた頃には、「どうにかしてほしい」と言われた患者にはRECIST1.1を超えた範疇の患者にも治療を続けていた医師は何人もいました。一応ガイドラインでは「これ以上は治療をしない」という線引きをされていても、現場ではRECIST1.1を超えて治療を続けている例はいくらでもあるのです。

▼エビデンスが少ないのではないか

「ハイパーサーミア治療はエビデンスが少ないから受けても意味がない」という意見もあります。現代の医学は科学的なエビデンスのない治療は認められない傾向があり、免疫療法でも現在まだ研究段階で科学的なエビデンスがないために自費診療となっている薬剤もあります。ハイパーサーミア治療も同じように、ハイパーサーミアをよく知らない医師からは「科学的なエビデンスが少ないから効かないのではないか」と懐疑的な目を向けられるのです。

これは近藤先生も書いていましたが、何か新しい治療法を生み出すときに「その治療法には効き目がある」というエビデンスを得ようとすれば、その治療を受けているグループと受けていないグループを中長期的に観察する必要があります。そもそも全国的に120台ほどしか稼働している治療装置がなく、そこにハイパーサーミアを知る患者が殺到している状態です。私のクリニックでも患者は増え続けています。盛岡市内など近くから来院する患者もいれば、北海道から新幹線で3時間もかけてくる患者もいます。患者のスケジュールの希望を聞いていると収拾がつかないので、こちらの決めたスケジュールで治療を受けてもらっているほどです。来院する患者は全員ハイパーサーミア治療を受けたくて来ているので、その中から、同じがんの、同じようなステージの患者を集めてハイパーサーミア治療を受けるグループと受けないグループに分けて臨床試験をすることなどできません。

ハイパーサーミア治療自体に本当に効果があるのかどうかを検証したければ、同じようなステージのがん患者を集めて、化学療法も放射線療法も何もしないグループとハイパーサーミア治療だけをする群に分けて数カ月観察すればエビデンスを得られますが、そんな試験デザインは倫理的に受け入れられません。そのため、どうしても動物実験や細胞レベルの実験になってしまいます。

2023年に刊行された『ハイパーサーミア診療ガイドライン』でも、さまざまながんに対して化学療法や放射線療法とハイパーサーミアを併用したグループと、ハイパーサーミア単独で治療したグループに分けて生存率の比較をしたようなデータもいくつか掲載されています。しかし、試験データが古いものであったり、症例数が少なかったりして、いずれもエビデンスとしては弱く推奨されないという結論に至っているものが多くあるのは事実です。そこは、私自身も含めて、きれいに誰もが納得できるような試験デザインで試験を行うのは難しいのですが、取得できるデータを駆使しながら、懐疑的な目を向けている医師の皆さんに少しでも納得してもらえるような論文を書いていきたいと考えています。

▼治療効果にばらつきがあるのではないか

「治療効果にばらつきがあって、効く人もいるだろうけれど効かない人もいるのではないか」という意見をいただくこともあります。その意見に対しては「それは確かにそのとおりだ」と素直に認めます。

その理由は2つあります。一つは、ハイパーサーミア治療は体形によって身体の深部を42・5℃まで上げられる人とそこまで上げられない人がいることです。肥満傾向のある人は治療の際にワット数を上げていくと内臓よりも先に皮下脂肪のほうの温度が上がってしまい、結果的に身体の深部の温度が40℃前後までしか上げられなくなってしまうのです。40℃前後まで上げられれば免疫細胞の活性化は期待できるものの、がん細胞の壊死効果までは得づらくなります。それはハイパーサーミア治療装置が克服しなければならない課題だと思います。

また、がんの悪性度によっても得られる効果は異なります。第4章で取り上げた例でいうと、Dさんは化学療法とハイパーサーミアの併用ではありましたが、いったんはがんを抑え込めました。しかし、第5章の冒頭で取り上げたEさんの場合はDさんと同じく化学療法との併用で、少し身体が楽になったり、副作用の吐き気を抑えたり、食欲も少し戻ったりしましたが、腫瘍の数も多くて病勢のほうが強かったので温熱でがんを抑え込むことはできませんでした。そのため、ハイパーサーミアの治療効果はがんの進行度合いや病勢の強さにも影響されるのではないかと推測しています。

肥満体形ではなくても、熱の感受性によっても温度を42・5℃以上に上げられる人と上げられない人がいます。たとえば、サウナは好きな人と苦手な人に分かれると思いますが、サウナが好きな人であればワット数を上げていってもおそらく平気なのですが、サウナが苦手な人は肥満傾向のある人と同じであまりワット数を上げられない可能性があります。実際に、私のクリニックでも過去に「温熱に耐えられないから」という理由で治療を断念した患者が2～3人いました。サウナが好きな人と苦手な人で上げられる温度に差が出るかどうかの研究に取り組んでみれば、何かいえるかもしれません。

あと、これはハイパーサーミアに限りませんが、どの治療にも効果のばらつきはあるものです。本書の読者の中にも経験がある方は少なくないと思いますが、同じ薬剤でも、よく効く人もいればあまり効かない人もいます。それと同じで、効果のばらつきはどの治療にもありうる話だと思います。

ハイパーサーミアの普及と理解促進のために行っている取り組み

ハイパーサーミアはまだまだ知名度が低く、治療装置を入れている施設も全国的に少ない現状があります。医師の中にもハイパーサーミアを知らない人は多く、それゆえに「代替療法にすぎない」「エビデンスも効果もない」と考える医師も少なくありません。そのため、東北でいち早くハイパーサーミアの治療装置を取り入れたクリニックの経営者として、診療活動のかたわら、ハイパーサーミアの普及と理解促進のための活動も行っています。

　まずはクリニックのホームページにハイパーサーミアの治療装置「サーモトロンＲＦ８」の写真とともに、ハイパーサーミアとはどんな治療なのか、治療の流れや費用の説明とともに載せています。また、毎年、新聞社から「がん征圧月間」の新聞広告を出しませんかと連絡が来るので、そこにも積極的にハイパーサーミアのことを載せて、新聞を購読している人々の目に触れるようにしています。

　また、日本ハイパーサーミア学会をはじめ、さまざまな学会でも毎回演題を提供して、発表してたくさんの先生方に取り組みを知ってもらっています。学会などでほかの診療科の先生とコミュニケーションをとる機会があるときに「ハイパーサーミアという保険適用で受けられる治療があって、うちのクリニックでもしているんだけど、興味ありませんか？」「こういう患者さんが来たら紹介してもらえませんか？」と話して、地道に一人ひとりにハイパーサーミアのことを伝えています。

　変わったところでいうと、２０１７年に初めてハイパーサーミアの治療装置を導入したときに、山本ビニターの協力を得て地域でテレビＣＭを流すことができました。それを見て今も通ってくれている患者もいます。また、これも山本ビニターの協力を得て行ったことですが、地域で市民公開講座を行い、ハイパーサーミアとはどんなもので、どんな治療ができるのかについてお話ししました。そのときに来てくれたのは50人程度の近隣に住む市民です。来てくれた方はそもそもハイパーサーミアに興味を持って来てくれているからか、アンケートをとると好意的な意見が多かったです。知識として持ち帰った人もいれば、その後私のクリニックに足を運んで治療を始めてくれた方もいます。もう少し人数を集めたかったという思いはありましたが、好意的な感想を持ってくれたのは良かったと思います。

日本ハイパーサーミア学会では、関東や関西、中部、九州・中四国と各地域の分科会のようなものが立ち上がっているのですが、東北地方でも「東北ハイパーサーミア研究会」という分科会が立ち上がり、年1回研究会を持っています。私もその研究会の立ち上げに関わった一人です。記念すべき第1回の会合には、コメディカル（医師以外の医療従事者）含めて20～30人ほど集まりました。まだ集まった人数としては少ないほうだと思うので、これから広報活動に力を入れて参加者を増やしていきたいです。

医師に対するハイパーサーミアの認知拡大に関して、2023年に刊行されたハイパーサーミアの診療ガイドラインが功を奏しているかどうかという点については、1本の道筋を立てたという点ではとても意義深いことだと思っています。がんの三大治療でもどのような治療でもそうですが、ガイドラインがあったほうが信頼性は増します。ただ、医療従事者でもない一般市民がガイドラインを読むことはおそらくないため、医療従事者に書店で手に取ってもらったときに「こんな治療があるんだ」ということを知ってもらえる一助にはなるものの、それでそこから一歩踏み出して「やってみたいな」と考える先生が出てこなければ認知拡大にはつながりません。今のところは、ハイパーサーミアの治療装置を持っていて、なおかつ実際に治療を行っている先生の間の共通認識を確認しようという意味合いのほうが大きいと思います。本書を出すことも、啓蒙活動の一つを兼ねていますので、本書ができたらほかの診療科の先生方にも読んでもらいたいと思っています。

◎患者にとっての光となるハイパーサーミア治療

ハイパーサーミア治療は、身体への負担が少ないことから最期までがんと闘える治療になります。その分、患者にとっては最後の手段であり、希望の光となるのがハイパーサーミアであるともいえます。特に「もう治療法はない」と主治医から宣告された患者の中には、ハイパーサーミアの存在を知って「まだできる治療があった」と希望を持つ方も少なくありません。

がん患者は3回ショックを受けるといわれています。

1回目は、がんと診断されたときです。医療技術の進歩によって予後の良いがんを中心に治る病気になってきたものの、がんのできた部位や見つかったタイミングによっては治療ができない、あるいはすでにかなりがんが進行してしまっている等の理由で命を落とすこともまだ多いのが実情です。そのため、がんと診断されるとショックを受ける人が多いのは読者の皆さんにも想像できると思います。

2回目は、一度治ったはずのがんが再発したときです。手術療法では目に見えるがんを切除すれば「治った」とされますし、化学療法や放射線療法でもCTなどの画像所見で腫瘍が目に見えなくなれば「治った」とされます。しかし、それで完治したと思っていても、目に見えない微細ながん細胞が生き残っている場合があり、それが再び体内で増殖し始めて、以前と同じ場所あるいは異なる場所で再発することがあります。すると、もう治ったと思っていたことと、またがんの治療で苦しい思いをしなければならないと予想されることで、ショックを受けるのです。

3回目が、「治療法はもうありません。緩和療法に移行しましょう」と言われたときです。例えば手術ができない部位である場合、あるいは手術ができないほど腫瘍が大きくなった場合、あちこちに転移している場合等には化学療法で何とかたたこうとします。その際に使用する抗がん剤も、それぞれのがんの種類によって使える薬剤がガイドラインで複数定められていて、第1順位のものから順番に投与していくものの、薬剤耐性がつくたびに薬剤を変更しているうちにすべての薬剤が使えなくなってしまうことがあります。そうすると、もう主治医としては治療の手段がなくなるため、緩和療法への移行を患者に促すのです。しかし、患者としてはがんと闘うための治療法がもうないことと、主治医から見放されたと感じて2重にショックを受けることとなります。

▼「緩和ケアに移行」と言われてもなお、最期までがんと闘える手段がある

ハイパーサーミア治療は、どんなステージのがん患者でも制約なく受けられる治療です。すなわち、それは「もう緩和ケアしかない」と言われた末期がん患者でも、がんと闘える唯一の手段であることを意味します。

私のクリニックのハイパーサーミア治療にたどり着いた患者の7割は、まだ三大治療が適応できる患者です。ほかの大学病院や基幹病院で分子標的治療薬やホルモン療法を含む化学療法や放射線療法を受けながら、同時並行でハイパーサーミア治療に通う方が7割を占めています。消化器系のがん患者の場合は私のクリニックで化学療法を行いながらハイパーサーミア治療を併用しているケースも2割ほどあります。残り1割が緩和療法としてハイパーサーミア治療を利用しています。三大治療がいくら素晴らしい治療だからといっても、末期がんで体力もなくなった患者には適応ができなくなります。しかし、ずっと治療をがんばってきても「もう治療ができません」と言われると、どうしてもその言葉をネガティブに受け取ってしまう方が多いのは事実です。

がんで他界した私の父もそうでしたが、会社の経営者の方の中にはがんであることが分かると比較的スムーズに現実を受け止め、命が尽きるまでに残された時間で自分がしなければならないことに注力し始める方もいます。しかし現実的には死を受け入れなければならない状態でも、受け入れるのが難しいという方がほとんどです。そんな中で「もう治療法がない」と言われて絶望しているときに、ハイパーサーミアという最期の最期に治療が見つかったときには、一縷の望みを見いだせるのではないかと思います。

実際に主治医に治療法がないと言われて落ち込んだあとにハイパーサーミアに出会い、実際に治療を受けてみるとすっきり感や爽快感が得られて「あれ？　なんか元気になった気がする」などの言葉を口にする患者は実際のところ多くいます。それはただ単に身体を温めることによってアドレナリンや幸せホルモンのセロトニンが出るからということだけではなく、「まだがんと闘えているんだ」というポジティブな気持ちが湧いてくるからだと思うのです。そうした患者を日々見ていると「病は気から」という言葉もあるように、気持ちの持ちようは大事だなと思います。「思ったよりも副作用が少なく、保険適用できるから費用も安いし、がんばって何度も通って治療します」と再度奮起する患者も少なくありません。がん患者の家族の方から「主治医にあとはもう緩和療法しかないと言われても納得がいかなかった。しかし、ここで最期までできる治療が見つかって本当にありがたい」と感謝の言葉を聞いたことは何度もあります。身体そのものをメスや薬剤で治療するだけでなく、気持ちをポジティブな方向に持っていってあげることも大事な治療法の一つなのです。ほかの疾患でも、笑うと幸せホルモンが出て免疫力を高めるからという理由で、噺家《はなしか》や漫才コンビを呼んで患者の前でネタを披露してもらうということをしている病院もあります。

▼がんと共存しながら生きるという選択肢も生まれる

また、ステージを問わずに制約なく治療できるということは、人生の最期まで寄り添える治療であることも意味します。

ハイパーサーミア治療はがん細胞を壊死させる効果を狙うものですが、がんをやっつけるというだけでなく、免疫力を強化しながらがんと共存していくことも治療目的の一つです。最初はある程度ワット数を上げて治療をすることができますが、身体が弱っていくにつれてそんなにワット数を上げられなくなっていきます。しかし、それでも身体の深部を40℃前後まで温めるマイルド・ハイパーサーミアを目指すことによって、免疫細胞が活性化してがんをたたく力をアップさせることはできます。そうすることで、がんは少しずつ進行していても、ハイパーサーミアによって進行スピードを遅らせることはできるのです。がんを縮小するには至らないまでも、それ以上大きくならないようにコントロールしながら共存するという選択肢も生まれます。

○ハイパーサーミアで最期まで自分らしい時間を過ごしてもらいたい

体の深部にある腫瘍を42・5℃以上まで上げることができればがんの壊死効果は期待できますが、ハイパーサーミア治療はがんの根治を望める治療ではないので、がんは少しずつ進行します。するとだんだん体が弱っていきます。しかし、がんの進行スピードを遅らせることはできます。がんの進行スピードを遅らせるということは、生きられる時間が延びることにもつながります。生きられる時間が延びると、がん患者にとって思いや考えを整理する時間がそれだけ増えるので、それがいちばんいいことではないかと思います。最初はがんになったときには、それをすぐに受け入れられる人は多くありません。なぜなら、たいていの人は「将来こうしたい」「○歳までにこれを達成したい」「会社を退職したらこういうことをしたい」など、何かしらの未来の夢を描いていたり、目標を持っていたりするからです。そうした夢や目標は大きいものもあればささやかなものもあります。もともと人間の死亡率は100%です。がんになればそれが少し早まってしまうかもしれません。しかし、大きな夢や目標ではなくても、分かりやすい例でいうと「孫の花嫁姿を見るまでは生きたい」という目標を持っているがん患者も少なくありません。その「見たいというところまでがんばろう」というところをサポートし、精神的な支えになる選択肢があってこそ、その夢や目標を叶えてあげられるのではないかと思います。その選択肢の一つが、ハイパーサーミアになるのだと思います。「まだがんと闘える選択肢があった」ということが心の支えになって、患者の笑顔につながる場合もあるのです。第4章で登場してもらったAさんも「娘の成人式まで生きたい」「娘が看護学校を卒業するまで生きたい」という目標があるからこそ、抗がん剤治療もハイパーサーミア治療もがんばってできていて、その目標をクリアしたのだと思います。

そういう意味でも、やはり生きられる時間を延ばしてあげることは非常に大事なことだと感じています。自分が年を取ってきたからこそ、そう思うのです。私が20代で医師になりたての頃に、分子標的治療薬を投与したグループと投与しないグループの延命日数の差が6日間ということを知りました。その当時は肝細胞がんに投与されていた薬で、ほかに延命できるような分子標的治療薬がなかったから、6日間の延命でも投与されていました。私はそれを聞いたときに「えっ！　たった6日間なのか」と正直思ってしまったんです。ほかの先生たちとも「それってどうなんだろうね」と雑談の中で話していた記憶があります。しかし、今自分が50歳という年齢を超えて、年を取れば取るほど「たった1日でも寿命を延ばせることは大事だな」と思うようになったのです。たとえば、ささやかなことですが「6日間あれば、妻ともう少し一緒にいられるな」と今なら思えるのです。若い頃は元気だし、病気にもならないし、身体も痛くならないし、痛風発作にもならないので、その1日の価値が分かりませんでした。がんになる人はだいたい人生後半の年齢の方が多いので、残り僅かな時間であっても貴重だと感じている人は多いと思います。「1日でも長く生きられるとうれしい」という患者も実際にいるので、生きられる時間を1秒でも大切にしてあげたいです。

◎治療を終了するとき

それでも、やがて誰もが治療を終了するときがやってきます。本人は通いたくてももうハイパーサーミア治療を受けに行くのも厳しくなった、もう体力がなくなってきて40分間の治療に耐えきれなくなったという理由で終わることもありますし、人生の最期が近いことを悟り、患者や家族のほうから「もう治療はいいです。今までありがとうございました」

と言われることもあります。また「病状が悪化して再び入院してしまい、残念ながらもう通えなくなりました」と患者のご家族から連絡をいただくこともあります。私のクリニックではそういう形で治療終了になることが多いです。そういうとき、私も「そうですよね。もう十分がんばりましたよね」と同意して終わることがほとんどです。患者本人の口から聞いたことはないので想像でしかありませんが、自分の身体のことは自分がいちばんよく分かるので、自分で治療を終えるべき時を悟って「私は十分がんばったから、もうハイパーサーミア治療はそろそろいいかな」と思うのかもしれません。そのときにはもう死を受け入れる準備が整いつつあるので、ショックを受けることはないのではないかと想像します。第三者から「もう治療ができないよ」と言われて治療が終了するわけではないからです。

亡くなるときは、主治医のいる病院に入院して看取られる方もいれば、私のクリニックには入院施設もあるのでそこで看取る方もいます。本人の口からは聞けずじまいになることが多いのですが、治療を終えた患者が亡くなったあと、よく家族の方が訪ねてきて「ハイパーサーミア治療があって良かった」と報告してくれます。

しかしその理由は、最期まで闘える手段があったから、がんと共存できる方法があったからというだけでは決してないと考えています。普通の診察や処置であれば、医師や看護師と会話をするのはほんの数分で「じゃあまた次回ね」と言って終わりますが、ハイパーサーミア治療の場合は、看護師が40分間ずっとそばについて治療をします。すると、その間にいろいろな話をするわけです。その話の内容は、単なる世間話かもしれませんし、がんの知識のことかもしれません。自分の家族や仕事の悩みかもしれません。そうして40分間、看護師と1対1でいろんな雑談ができるのも良かったとの感想を伝えてくれる方もいます。特に高齢の方などは仕事などもリタイアして家にいる方が多いので、看護師がとても良い話し相手になるようです。そのため「看護師さんとのたわいない雑談にも救われました」と言ってくださる患者やその家族も少なくありません。そういう話を聞くにつけて「ハイパーサーミアは単なる治療にとどまらず、患者の心の支えにもなっているのだな」と実感するのです。

ハイパーサーミアで生きられる時間を延ばした私の父

最後に、がんで亡くなった先代院長である父の話をさせてください。私のクリニックでハイパーサーミアを導入するきっかけとなったEさんが亡くなった数年後の2019年、父もがんであることが分かりました。父が罹患したのは、小細胞肺がんという非常に悪性度が強く、予後の悪いがんです。病院で組織検査をして、その結果を父と一緒に聞いたときに口には出さなかったですが「厳しいな。これは長くないな」と瞬時に悟りました。しかし、父も同じ医師だったので私と同じことを考えて死を覚悟したのだと思います。今でもすごいなと思うのが、その段階から父は死を受け入れ始めていたのです。そのことは、のちに父からもらった手紙で知りました。クリニックのことを心配して「寛太は十分がんばっているけれど、クリニックはこういうところに気をつけて経営していけよ」「家族も大事な存在だから、ちゃんと大切にするように」と書かれていました。がんの診断を受けた頃から、そういう手紙を書くことをはじめ、死に向かって準備を始めたのです。

父はクリニックだけでなく、リハビリテーションセンターや会社も経営していたものですから、もう長くないと分かってから、無粋な話ですが株式のことや遺産相続のことなども一気に取り組み始めました。ただ、迷っていたのが治療のことです。最初のうちは「寿命は短くなるかもしれないけれど、元気な状態でギリギリまで積極的な治療をせずに過ごして、経営のことだけ整理できればいいかな」と父は考えていました。それに小細胞肺がんの化学療法は副作用がきついことを医師として知っていたため、「知っているからこそ受けたくない」という思いもあったようです。

しかしその一方で、これまで父を頼りに生きてきた母は、父のがんが発覚した頃からとても不安定になっていました。その姿を目の当たりにした父は「自分がいなくなったあとの妻のことが心配だ」と口にします。それを聞いて「母さんのためにも、治療が厳しいことは分かっているけど、なるべく長生きしたほうがいいよ」と私から伝えたところ「治療は苦しいかもしれないけれど、妻のためにもできる治療はやって少しでも長生きしようと思う」と父は決心しました。

そこから、父の化学療法が始まりました。「やれることは何でも徹底的にやろう」と決めて、自分で以前購入して患者に自費で処方していたアラビノキシランを飲んだり、高濃度ビタミンC点滴をそのときから行っていたので「やってみる」と言ってそれも受けたりしていました。途中で栄養状態が悪くなったのでやめてしまいましたが「糖質がんの成長スピードを速めるから」という理由で糖質制限をしていた時期もありました。

化学療法と併用して、ハイパーサーミア治療ももちろん行っていました。しかし、父はもともとヘルニアを患っていたので、40分間きっちり受けられる日もあれば、30分しか受けられない日もありました。40分間仰向けになるのもうつ伏せになるのも、腰が痛くなりすぎて耐えられなかったのです。それでも半年ほど、3クールほどは続けました。1回は腫瘍が小さくなったので効果はあったと思いますが、身体の深部が42・5℃以上になるまでワット数を毎回上げられて、40分間3クールきっちり受けられていたらもう少し効果が感じられたかもしれません。しかし、Eさんと同じように父も小細胞肺がんという悪性度の高いがんだったので、それもあって劇的な効果は得られなかったのではないかと考えています。ハイパーサーミア治療を始めて半年ほどで、40分間仰向けやうつ伏せになるのがいよいよきつくなってきたので「もうハイパーサーミアはいいかな」と父が自分で判断してやめてしまいました。

元気なうちは治療につながることなら何でもやっていた父ですが、しだいに化学療法の副作用がきつくなり、髪の毛も抜け、食欲もなくなって食べられなくなりました。そんなときは父に「栄養剤を出してくれないか」と言われて私が買ってきました。病院の治療ももちろん受けていたので必要な薬は病院で出してもらえるものの、病院に頼みづらいことは私がサポートしていました。

そうしているうちに身体の弱ってきた父はいよいよ入院することになるのですが、当時はコロナ禍の真っただ中。入院したら家族でも面会が難しいという時期でした。その時期、母はもう倒れそうになっていたので、主治医の先生に「コロナでどうしようもないことは分かっていますが、なんとか母だけはそばにいさせてくれませんか」と懇願して、母だけは亡くなるまでの1カ月間、病院に泊まり込んでずっと父のそばにいることができました。私は面会時間15分の中でしか会えませんでしたが、できる限り病院に足を運びました。そうして最期、2020年7月に家族で父を看取ることになりました。

父のがんが判明してから、本人と家族でがんばった治療期間でした。何もしなければ3カ月だったと思いますが、1年はがんばりました。分子標的治療薬も3種類くらい試していたので、ハイパーサーミアがそこにどれだけ寄与できていたかは正直なところ分かりません。しかし、何もしなければ3カ月だった寿命が1年1カ月に延びたのは、ハイパーサーミア治療もしたからだと思いたいです。父にとって、ハイパーサーミア治療が心の支えにもなっていたからです。その1年余りで、父は経営のことも相続のこともある程度は整理する時間が持てたので良かったのではないかと、息子としては思います。

おわりに

現代は2人に1人ががんになる時代になりました。そのため、長く生きていれば、がんになる確率は一定程度あります。もちろん、がんとは縁のないまま一生を終えることがいちばん良いのでしょうが、人生のどこかでがんと診断される日が来るかもしれません。人生で初めてがんと診断されたときには、ショックを受けて「どうして自分が……」という思いにさいなまれる人も多いでしょう。しかし、早期かつ正確な診断と正しい知識があれば、がんに打ち勝てる可能性もあります。予後の良いがんで、なおかつ手術療法・化学療法・放射線療法（またはそこに免疫療法もプラスされるかもしれません）のいずれかでがんを根治できれば、再発もなく一生を終えることができる可能性もあります。予後のあまり良くない、もしくはステージが進行してしまったがんでも、根治は望めなくともがんと共存しながら生きる時間を延ばせる可能性もあります。

そのためにも、がんの治療には三大治療だけでなく、ハイパーサーミアという選択肢があることを1人でも多くの方に知っておいてほしいと思います。「ハイパーサーミア」というキーワードが頭の片隅のどこかに残っていれば、いざ自分や自分の大切な人ががんになったときにも「そういえばハイパーサーミアという治療法があったな」と思い出すことができ、三大治療だけでなく、それと併用してハイパーサーミア治療を受けるという選択肢を選び取ることもできるのです。

今後、ハイパーサーミアががんの治療法において一つの選択肢として広まっていくことは、がんと診断された患者にとっては絶対に有益だと確信しています。ハイパーサーミアはがんの初期から末期までさまざまなフェーズに対応できる治療で、三大治療のいずれもやり尽くしてもう緩和ケアしかない、となったときにも利用できる治療の手段だからです。

特に、主治医から「もう治療法がないよ」と告げられると患者は絶望の淵に立たされますが、そのときにハイパーサーミア治療という手段があることが分かれば、絶望した患者の気持ちをもう一度すくい上げる手立てになります。また、ハイパーサーミア治療が保険適用であることもさらに患者の背中を後押しすることになるでしょう。

私はがんになったことがないので実感はできないのですが、がんが進行してくると三大治療もできなくなり、やがて食べられなくなって体力もなくなり、痩せていきます。そうなると、人間は自然に「そろそろお迎えがくるのかな」とだんだん死を受け入れるようになっていくものです。そういう状態になるときまで寄り添える治療はハイパーサーミアだけなのです。実際にハイパーサーミア治療をするかしないかは本人の自由ではありますが、選択肢の一つとして知っておくことが今後のがん治療においては大事なことだと思います。

そのためにも、最初にかかる病院やクリニックで、三大治療だけにとらわれずに、ハイパーサーミアはもちろんのこと、幅広い治療の選択肢を持っている医療従事者と出会えることを心から祈っています。

がん診療にかかわる医療従事者の皆さんにも、保険診療で受けられる治療だからこそハイパーサーミアのことをもっと知ってほしいです。ハイパーサーミアを知らない医師の中には、ハイパーサーミアに対して懐疑的な意見も多いと聞きます。しかし、主治医がそうした懐疑的な意見を持っている時点で、その医師を頼りにしているがん患者は治療の選択肢を一つ失うことになるので、損をするわけです。それは果たして医療従事者として正しいことなのだろうか、と疑問に思います。新型コロナワクチンでも何でもそうですが、患者に対して「この病気にはこういう治療法があって、それぞれこんなメリットとデメリットがあります。どうしますか？」という選択肢を常に提示してあげるのが医師の務めであるはずです。そのために日々医療の専門家として研鑽を積んでいるのでしょうから、患者には常に治療の選択肢を提示する姿勢を忘れてはなりません。確固たる科学的なエビデンスもない保険診療外の治療であれば、医師によって考え方が異なるのでそれぞれの考え方を尊重しなければなりませんが、ハイパーサーミアはれっきとした保険に収載されている治療です。保険診療になっているからこそ、がんの治療に携わっているのであれば、ハイパーサーミアという選択肢も知っておくべきだし、患者にも治療の選択肢の一つとして提示できるようになってほしいと強く願っています。それががん患者にとっても生命を長らえるために有益なことですし、医療従事者にとっても治療手段を一つ増やす手立てになるからです。

本書を執筆するにあたり、当院の治療スタッフである及川純子医師、岩間貴也看護師、中村智海氏、ハイパーサーミアの治療装置「サーモトロンＲＦ８」を開発・製造している山本ビニターの竹内様、関口様、武田様、ＣＴＣ研究にともに取り組んでくださっているセルスペクト株式会社の岩渕様、及川守康様、北條様、インタビューにご協力いただいた患者様に、心より感謝を申し上げます。

そして、最後になりましたが、古倉 聡先生（京都先端科学大学健康医療学部教授、京都府立医科大学客員教授、日本ハイパーサーミア学会理事長）に、ご指導いただきましたこと心より感謝申し上げます。

参考文献一覧

・菅原　努編著『がん　負けてたまるかこの病院この治療』（健康新聞社、1998年）
・菅原　努・畑中正一『がん・免疫と温熱療法』（岩波書店、2003年）
・菅原　努・畑中正一『がんと闘う温熱療法と免疫』（東方出版、2009年）
・菅原　努『がんと闘うハイパーサーミア　第2版：がんの新治療法』（金芳堂、1992年）
・柳田邦男『ガン回廊の炎』（講談社、1989年）
・山本ビニター『山本ビニター40周年記念誌』
・日本ハイパーサーミア学会編『ハイパーサーミア診療ガイドライン　2023年版』（金原出版株式会社、2023年）
・吉川敏一・古倉　聡『がんの温熱免疫療法　ハイパーサーミック・イムノロジー』（診断と治療社、2008年）
・近藤元治『ガンになってもあきらめないで！　注目されるハイパーサーミア（温熱療法）の効果』（毎日健康サロン、2012年）

及川寛太（おいかわ かんた）

1973年11月、岩手県生まれ。

1999年に金沢医科大学を卒業後、岩手医科大学で博士課程修了、消化器内科医として地域医療に深く関わる。医師家系に生まれ、地元岩手での医療に対する献身的な姿勢は、多くの患者とその家族から深い信頼を得ている。おいかわ内科クリニックにおいて、副院長を経て、理事長・院長としてクリニックを率いる。

2017年、地域医療へのさらなる貢献を目指し、新たながん治療の手段としてハイパーサーミア（温熱療法）を導入。初期の懐疑的な意見に直面しながらも、持続的な努力と熱心な啓蒙活動により、その有効性が徐々に認識されてきている。

本書についての
ご意見・ご感想はコチラ

がん細胞の弱点を突く
ハイパーサーミア温熱療法

2025年3月21日　第1刷発行

著　者　　及川寛太
発行人　　久保田貴幸

発行元　　株式会社 幻冬舎メディアコンサルティング
〒151-0051　東京都渋谷区千駄ヶ谷4-9-7
電話　03-5411-6440（編集）

発売元　　株式会社 幻冬舎
〒151-0051　東京都渋谷区千駄ヶ谷4-9-7
電話　03-5411-6222（営業）

印刷・製本　中央精版印刷株式会社
装　丁　　秋庭祐貴

検印廃止

Printed in Japan
ISBN 978-4-344-94902-7 C0047
幻冬舎メディアコンサルティングＨＰ
https://www.gentosha-mc.com/